あすけん公式

50代からの食べやせ術

国内最大級の食事管理アプリ
あすけん

管理栄養士
道江美貴子 著

JN093196

はじめに

50代になると、なんだか疲れを感じやすくなった、体重は変わらないのにおなかまわりにお肉がついてきた……など体の変化を感じる方も多いのではないでしょうか。それに加えて、子育てが一段落したり、親の介護が始まったり、仕事でのプレッシャーが大きくなったりと、環境の変化も多く訪れる時期だと思います。

そうしたさまざまな変化と向き合う悩み多き50代だからこそ見直してほしいこと、それが食生活です。私たちの体は毎日の食事から摂った栄養でできています。体重管理、病気予防、気持ちの安定、ストレスに対処する脳の働きも、すべて食生活と密接に関わってきます。

この食生活を可視化し、改善するきっかけを提供できたら、という想いから生まれたのが、ＡＩ食事管理アプリ『あすけん』です。あすけんは日々の食事を記録すると、管理栄養士監修の食生活改善のためのアドバイスが得られるアプリです。私は２００７年のサービスリリース以来16年間、管理栄養士としてあすけんの企画・開発に携わってきました。

これまで多くの方の食生活を見てきて感じるのは、食事は毎日のことだからこそ、日々のちょっとした工夫の積み重ねが、数年後には大きな差をもたらすということです。

人生１００年時代と言われる今、50歳はちょうど中間地点。まだまだこれから、なんでもチャレンジできる年齢です。本書を通じて「食生活を変えれば体が変わる」という体験を実感していただければと願っています。

管理栄養士　道江美貴子

私たち、しっかり食べてやせました！

きつい食事制限はせずに、おいしく食べて
体型も体調も整った７人の例を紹介します！

甘いもの中心の食生活を和食に切り替えて10kg減！

田口千恵さん（神奈川県・55歳）

AFTER

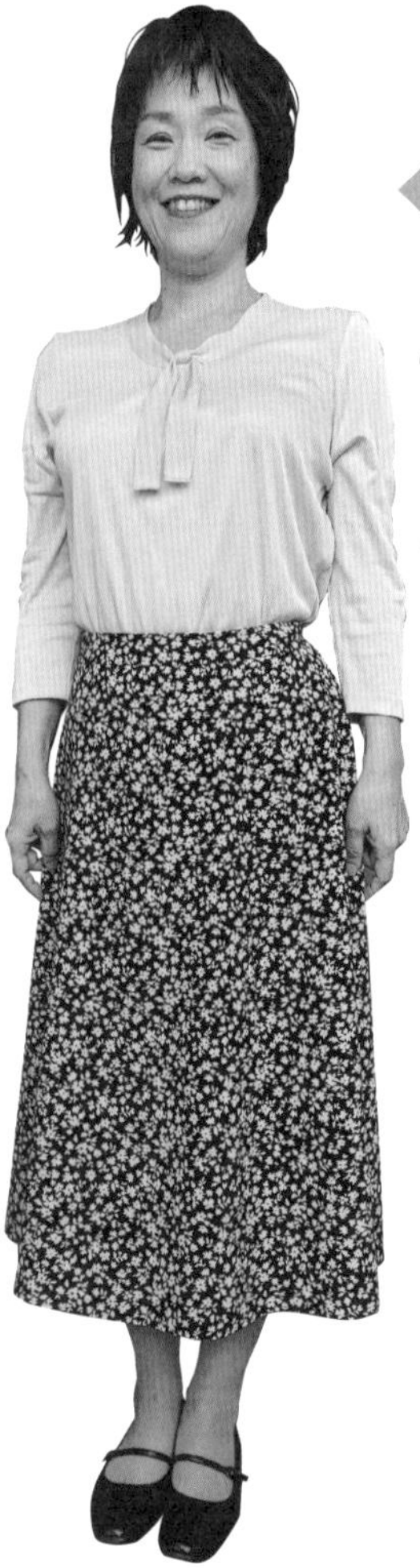

BEFORE

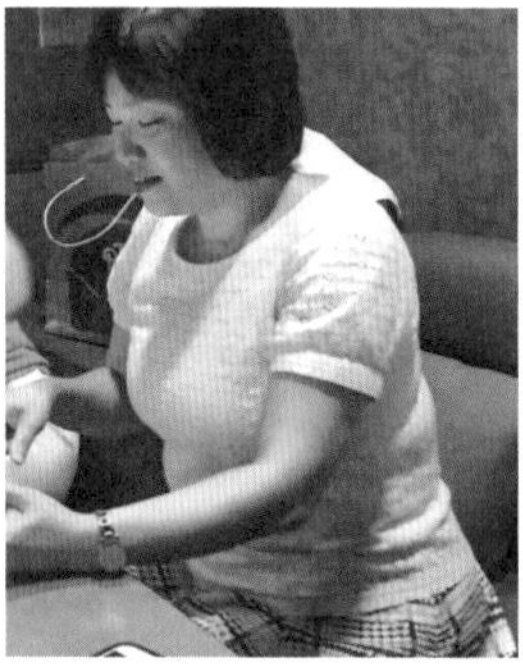

体重が人生最高値の61kgぐらいだった頃は、洋服のサイズは13号になっていた。栄養バランスを見直し、10kg減。今では９号のスカートがはけるように。「洋服を買うのが楽しくなりました」。健康診断でもほめられたそう。

20か月で -10.0kg 61.0▶51.0kg

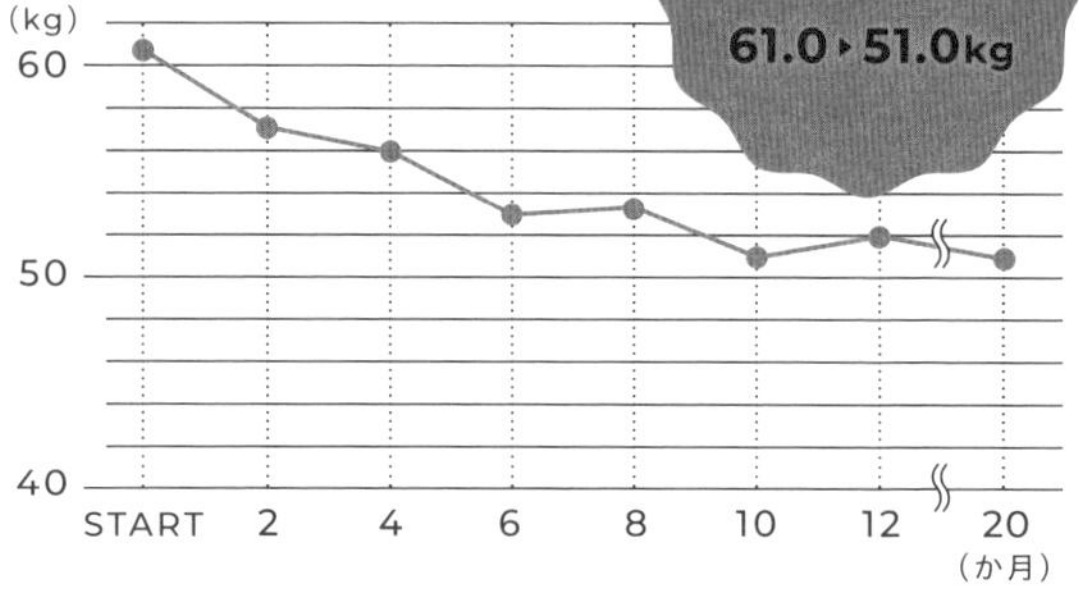

食べること、特に甘いお菓子やパンが大好きだった田口さん。身長158cmで体重は60kgオーバーに。

「愛用の補正下着も苦しくなって。でも買い替えるのは惜しい！と、食生活の見直しを始めました」

糖質と脂質が多い食生活を改め、あすけんを参考に良質な炭水化物とたんぱく質を摂るようにしたら、2年弱で10kg減！

「炭水化物は、1日の上限の中で食べる量を調整。たんぱく質も植物性と動物性をバランスよく食べるようにしています。しっかり食べているのに、35％あった体脂肪率が30％に。腰回りと気になっていた上半身がスッキリしました」

Point! 栄養バランスが整う鉄板メニュー

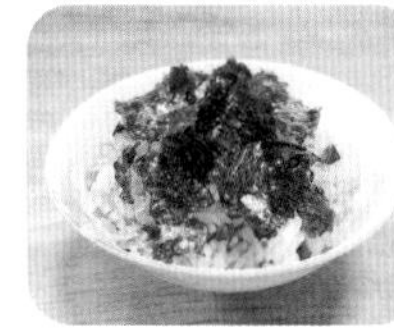

オートミール22.5g、お米72gの上に焼きのりをかけた、自家製“オートミールご飯”。これを基本に炭水化物の摂取量を調整。

Point! キッチンスケールが体重管理の強い味方に

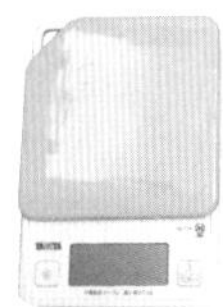

キッチンスケールをダイニングテーブルへ置きっぱなしにしておき、食べる前に量るように。気がつけば、必要な栄養素やカロリーをコントロールできるようになったとか。

現在の食生活（一例）

朝食
- オートミールご飯
- 焼きのり
- 目玉焼き
- 納豆1/2パック
- みそ汁
- ゆでブロッコリー

昼食
- オートミールご飯
- 焼きのり
- 残り物のおかずやお惣菜
- みそ汁
- レンチンキャベツ
- リンゴ酢の豆乳割り

夕食
- オートミールご飯
- 焼きのり
- 肉料理か魚料理
- トマト
- リンゴ酢の牛乳割り

間食
- 果物（バナナ）
- ベビーチーズなど。ケーキ類は自宅では食べずに、外食のみとする

暮らしで気をつけていること

多少のカロリーオーバーより栄養バランスを重視。
外食の際は好きに楽しむ

今後の目標

体重はキープし、体脂肪率を減らす。「やせ」ではなく**「健康」なボディを維持したい**

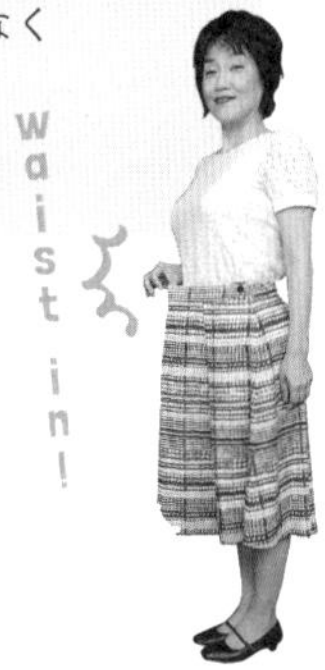

ブラウスの裾をウエストインした着こなしも楽しめるように！「写真を撮るときは絶対正面からにしていたけど、横から撮られても気にならなくなりました」

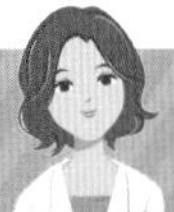

真似したいPOINT

- **オートミールご飯を主食にする**
- **外食時と自炊時のルールをつくる**

大好きなワインは諦めずに、半年で約7kg減に成功！

中村美香さん（東京都・49歳）

BEFORE

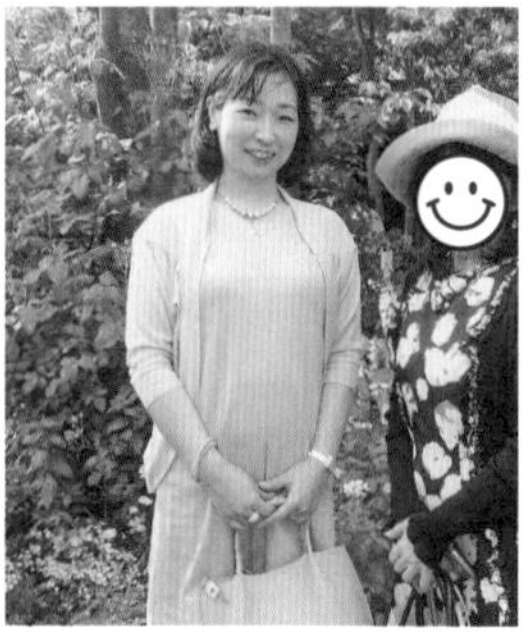

AFTER

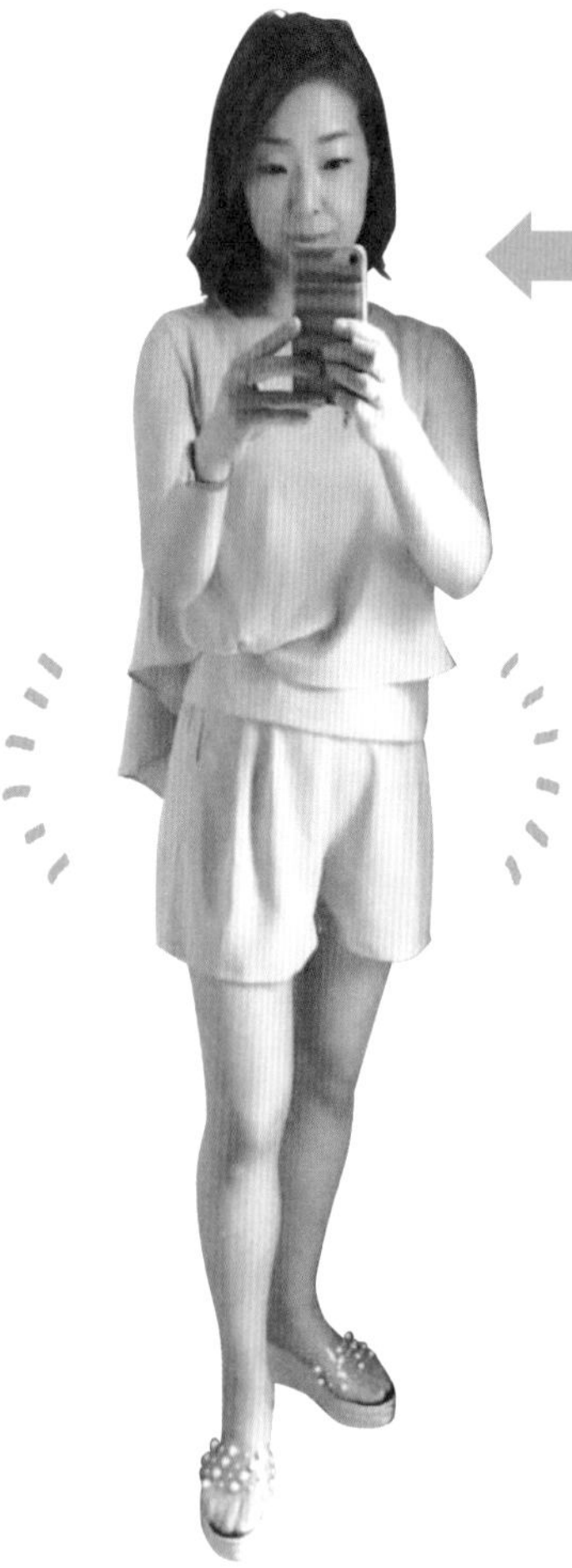

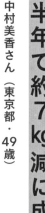

38歳の頃に一度ダイエットに成功し、50kg前後になった中村さん。しかしその後、子育てがひと段落し、趣味のワイン会が充実していくうちに体重はじわじわ増加。あすけんアプリでの栄養管理で、再びスレンダーボディに！

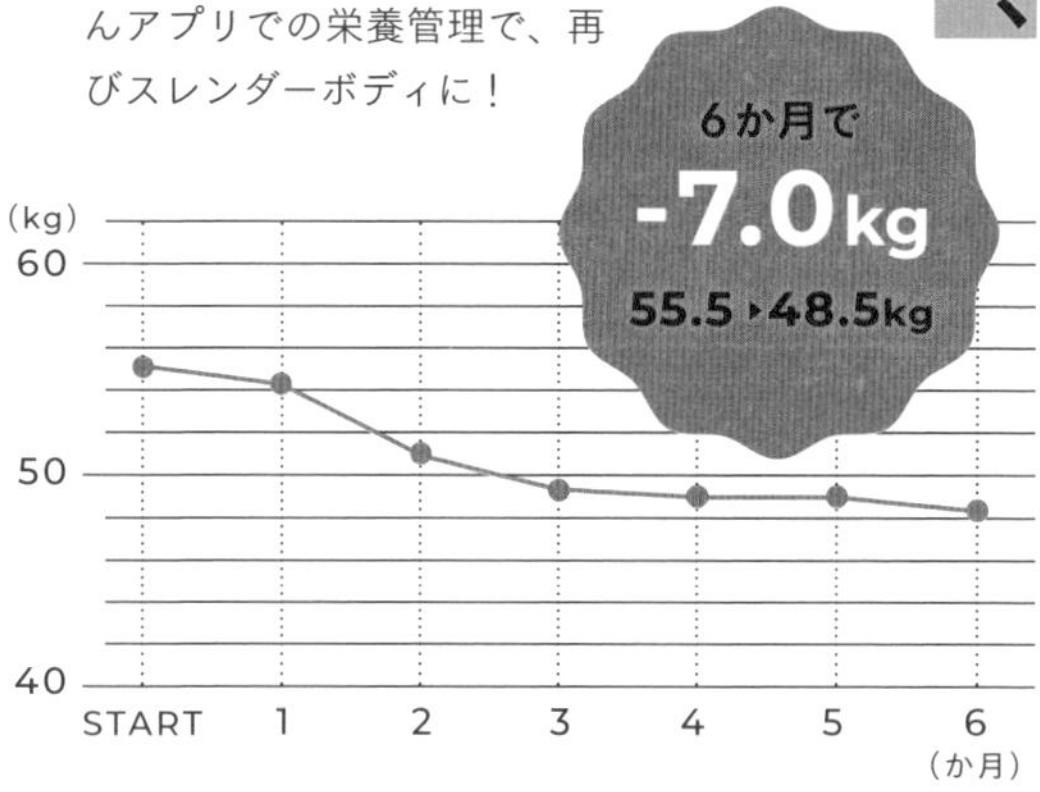

身長162㎝の中村さんが体重55kgを超えたのは約3年前。

「ワイン仲間たちと飲み食いするうちに、体重が増えてしまって……。お酒はやめたくなかったので、食生活全体のバランスを見直すことに」

あすけんを使ってみると、炭水化物の摂取量が多く、たんぱく質や食物繊維、ミネラルなどが不足と判明。

「朝昼で主要な栄養素を摂り、夜はアルコールを楽しみながら、野菜とたんぱく質を食べる生活にしました」

半年後に目標体重を達

現在の食生活（一例）

朝食
- 生野菜たっぷりサラダ
- 卵料理　● みそ汁
- フルーツ３～５種類
- ヨーグルト＋自家製甘酒

昼食
- 発芽玄米かオートミール
- サラダやきのこマリネ

アプリを見て、その日に必要な栄養を含んだおかずを追加

夕食
- ワイン１本
- ローストポークのサラダ仕立て

間食

なし

暮らしで気をつけていること

ワインを気兼ねなく飲みたいので、
お菓子は食べない。
ヨガで体全体を動かす

今後の目標

体重は現状維持で充分。
筋肉をつけて
“細くて引き締まった”
体づくりを目指している

Point! 腸活を意識した自作のお弁当

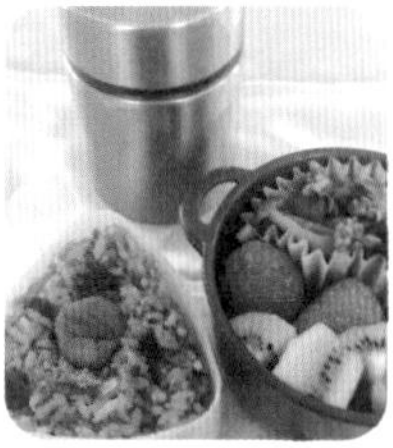

野菜やフルーツたっぷりの自作弁当。「外食先で“美腸活弁当”を食べた日にあすけん健康度100点を記録したので、自分でお弁当をつくるときの参考にしています」

Point! 毎日ワイン１本を楽しみながらやせた

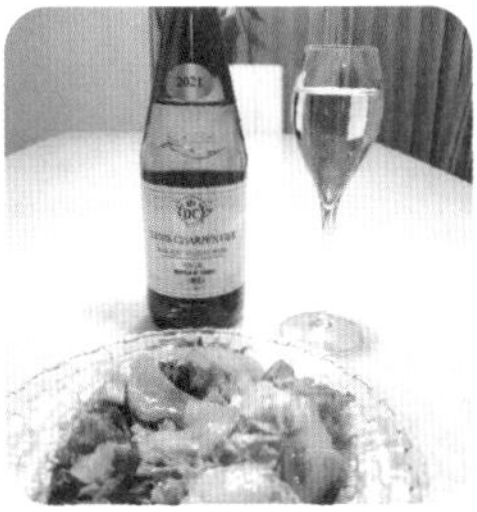

夜の食事は軽めに、ローストビーフやローストポーク、カツオや炙りしめサバをサラダ仕立てで楽しむ。「ワインとのペアリングを楽しむ食生活に切り替えました」

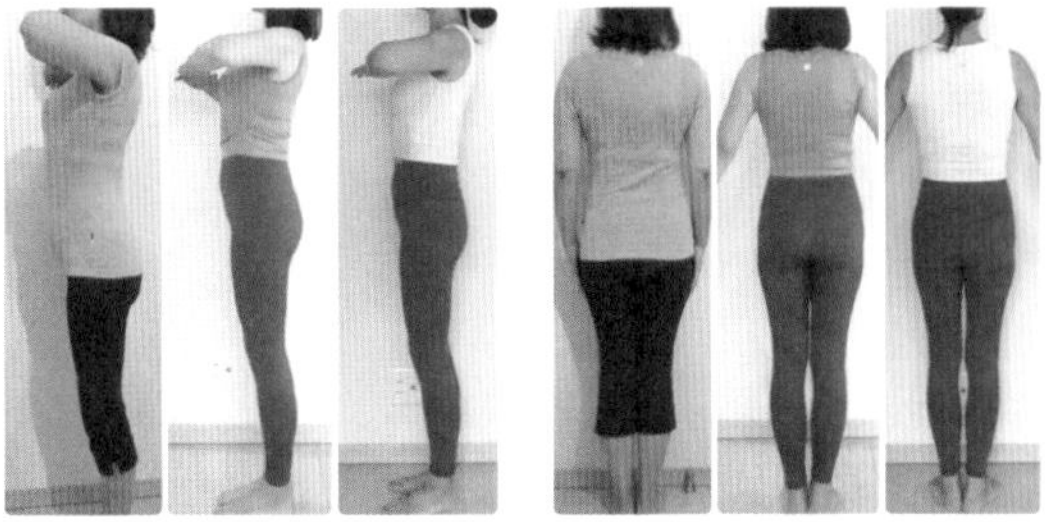

「中年になって背中が丸まり、お肉がついていた」と中村さん。背中やお尻もどんどん引き締まった

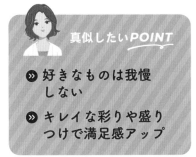

真似したいPOINT

- **好きなものは我慢しない**
- **キレイな彩りや盛りつけで満足感アップ**

成。3年後の今はやせすぎないように調整しながら、理想の体型に向けてトレーニングに励んでいます。

「〝食事制限〟ではなく〝選んで食べる〟なので、我慢することなく長く続けられています」

約半年でマイナス13kg、夫も15kg減と夫婦で食べやせに成功

A・Sさん（群馬県・55歳）

BEFORE

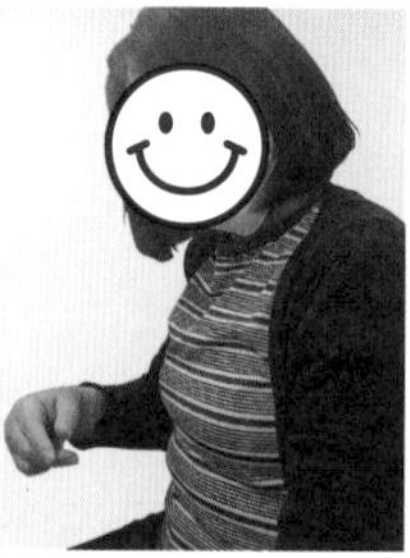

AFTER

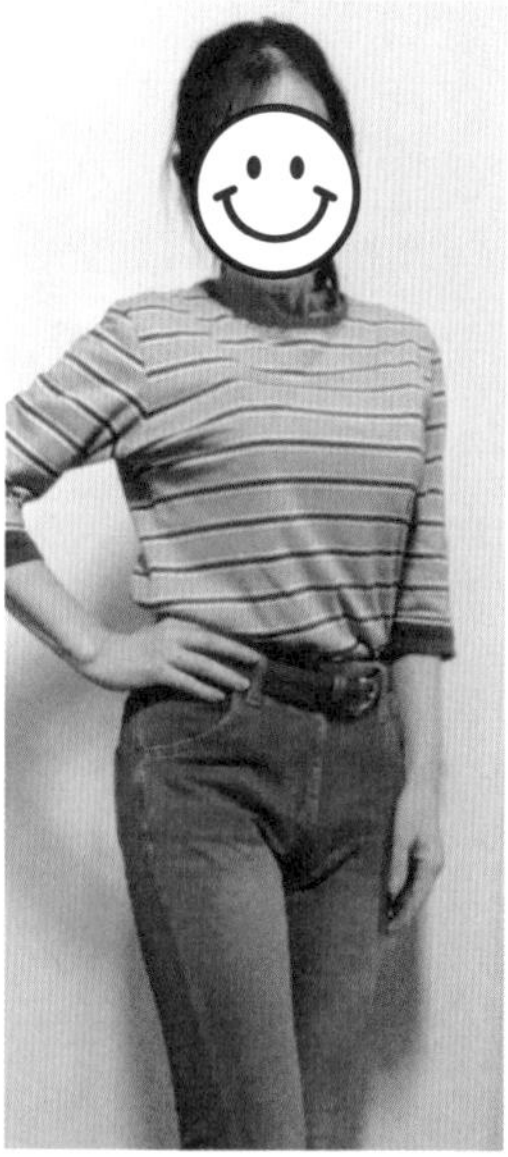

2022年秋の健康診断で中性脂肪が高いことがわかり、2023年の年明けには体重が55kgに。3月から食事管理を開始。約半年で10月には42kgと、するすると体重減。悩まされていた便秘が改善したのも嬉しい変化。

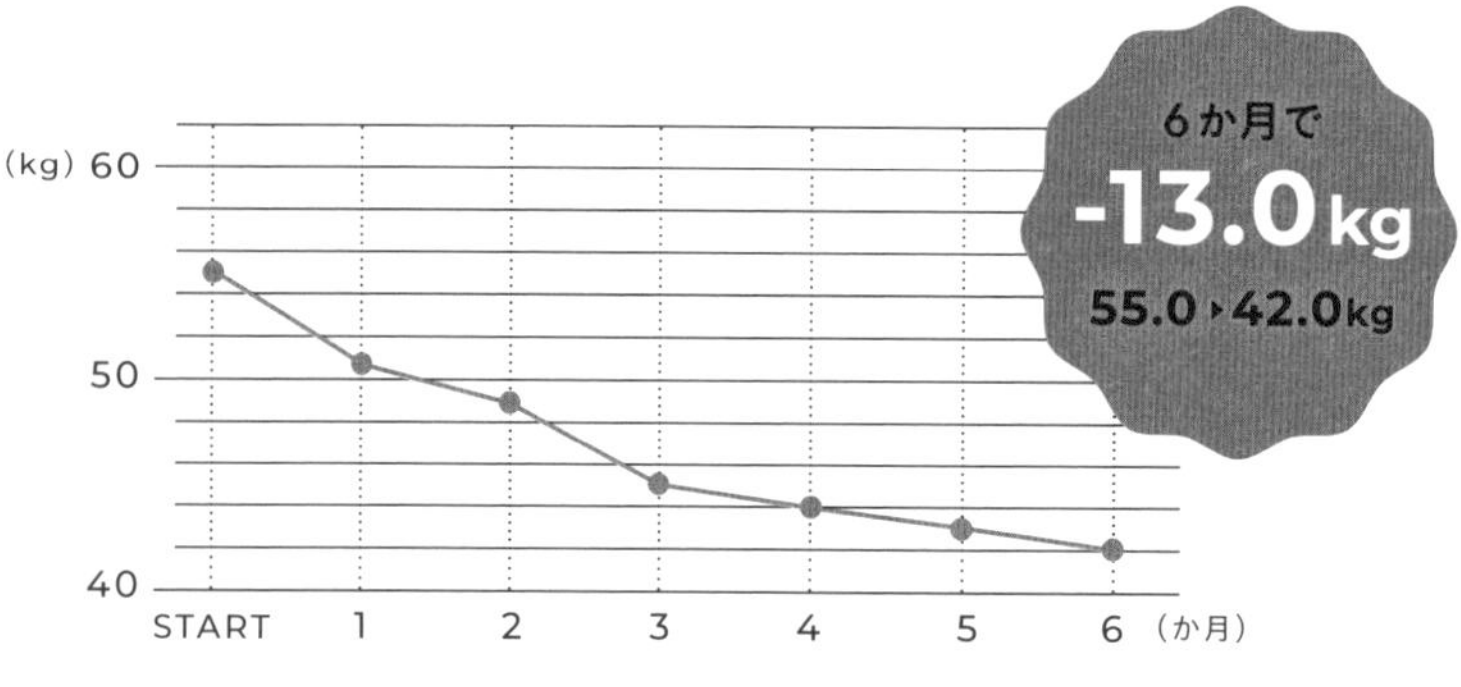

炭水化物（糖質）の摂りすぎで体重が増えていたSさん。身長149㎝、体重55kgから食事管理を開始。

「あすけんを使ってみると、健康度は70点と悪くない数字でした。ただ、記録をつけるうちに、果物やチョコレートを食べすぎているなど、食生活のクセが明らかになり、改善点が判明。結果、約半年で13kg減り、点数も90点を超え、便秘も解消されました」

夕食の炭水化物の量を減らすうちに、なんと夫の体重も15kg減！　さらに野菜が苦手だったお子

現在の食生活（一例）

朝食
- オートミール　● 納豆
- トマトやキュウリの浅漬けなどの発酵野菜、日によってスープを追加

昼食
- 玄米ご飯　● 鮭
- 小松菜ときのこの炒め物
- 子どものお弁当のおかずの残り

夕食
- 玄米ご飯　● 鶏肉か豚肉
- 具沢山みそ汁　● きのこ
- 緑黄色野菜を使った副菜、サラダなど

間食
ケーキやチョコなどの甘いものの代わりに、● ヨーグルト　●チーズ　●豆乳など

暮らしで気をつけていること

水分の摂取量が少なかったので、
意識して白湯をちょこちょこと飲むようにしている

今後の目標

今の体重をキープしつつ、
筋肉もつけていきたい。
食事＋運動でさらに健康な50代を目指す

Point! 野菜は汁物にしてたっぷり摂取

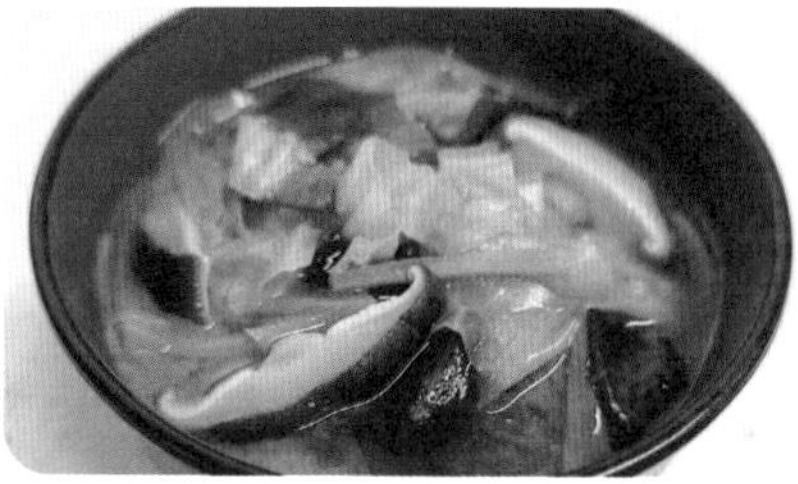

野菜が苦手な家族も食べやすい、具沢山みそ汁が定番メニュー。「具はなんでも入れてしまいます」。またピーマンかニンジンは必ず１日のどこかで食べるようにしている。

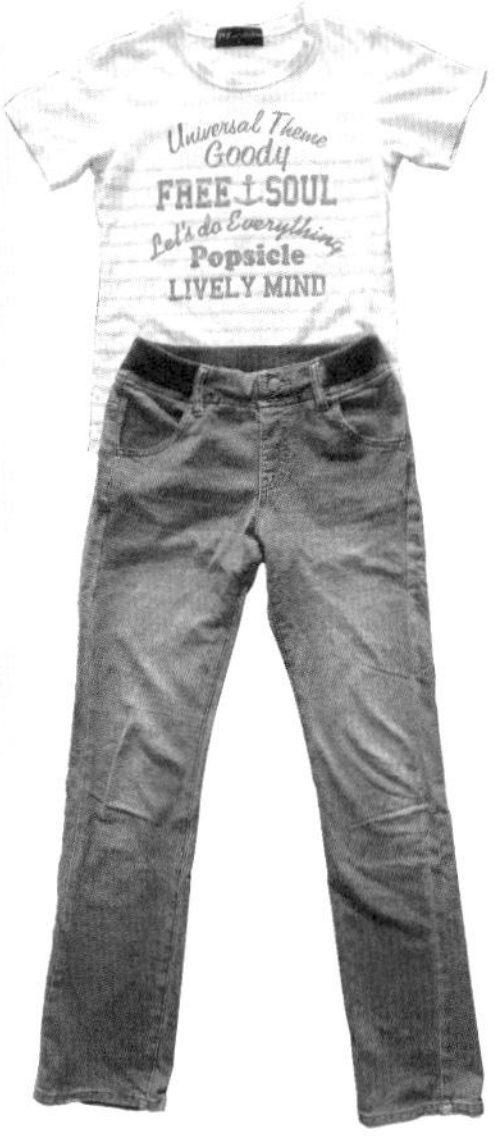

洋服はＬサイズを着ることが多かったが、今ではＭが普通、ものによってはＳも着られるように。「子どもが成長して着なくなった150サイズの服を引っ張り出してきて、私が着ています（笑）」

Point! 自家製の浅漬けやぬか漬けを楽しむ

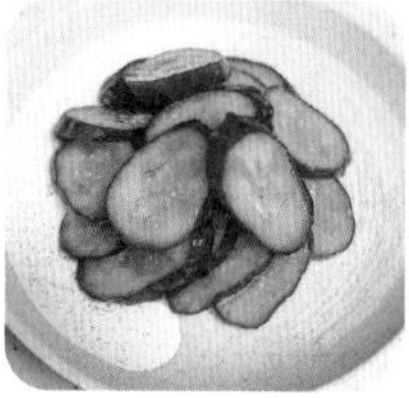

朝食に自家製の浅漬けやぬか漬けを摂り入れて。ぬか漬けは発酵食品なので、腸活にもぴったり。簡単なうえ、季節の野菜を楽しめると、いいことづくめ。

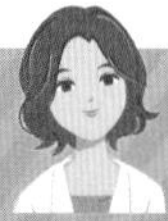

真似したいPOINT

- **野菜がたくさん食べられる具沢山みそ汁**
- **水分を意識すると便通にも◎**

さんも、Ｓさんに影響され、バイキングではサラダを進んで取りに行くようになったとか。
「夫は医師からやせるように言われていたので、嬉しい結果になりました。家族全員にいい変化が起きて驚いています」

たんぱく質不足を改善。疲れやすかった体も元気に！

渡辺美奈子さん（埼玉県・55歳）

BEFORE

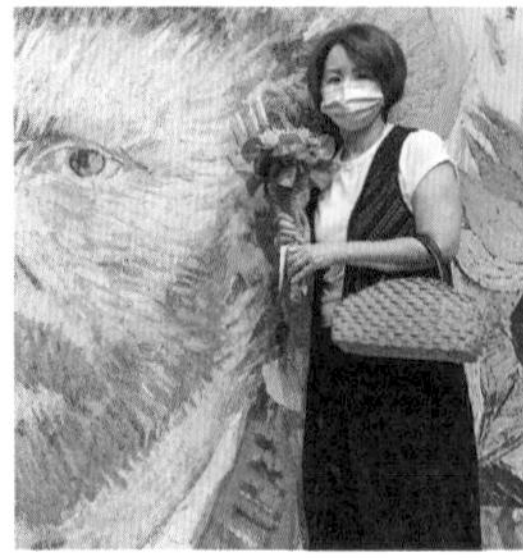

AFTER

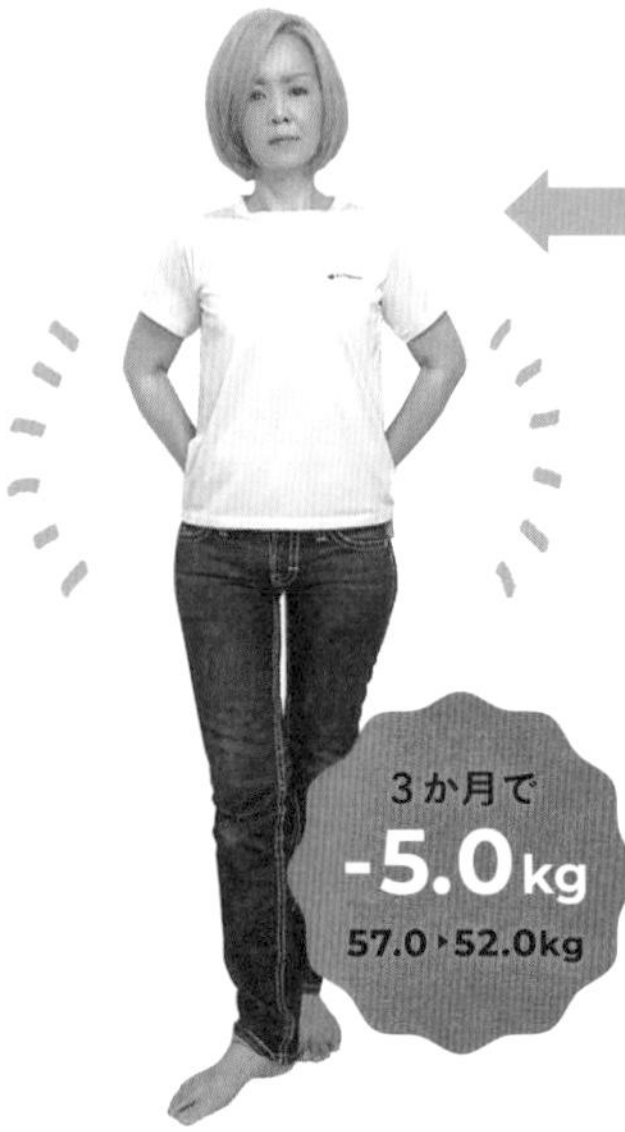

3か月で
-5.0kg
57.0 ▸ 52.0kg

身長156㎝、若い頃は40kg台と、もとは細身。体重が増えても「食事抜き」で何とかなっていたが、更年期とともにやせにくくなり57kgに。食事内容を改善したところ、約3か月で5kg減。スキニーデニムがはけるように！

更年期を意識するようになった50代前後から、体重が気になるようになった渡辺さん。

「PFCバランス（たんぱく質・脂質・炭水化物のバランス）を確認すると、私は炭水化物が多く、たんぱく質不足だとわかりました」

たんぱく質を意識して鶏の胸肉やささみ、鮭などを食べ、炭水化物は白米から玄米やもち麦にチェンジ。

「体重と体脂肪減に加え、体力&集中力がアップ。肌や髪の毛の乾燥やくすみも減ったような気がします」

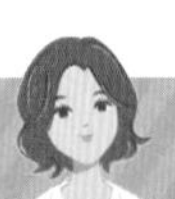

真似したいPOINT

- 一品料理より献立スタイルが食べやせに有効
- 栄養バランスを意識すると体力や集中力もアップ

昼食

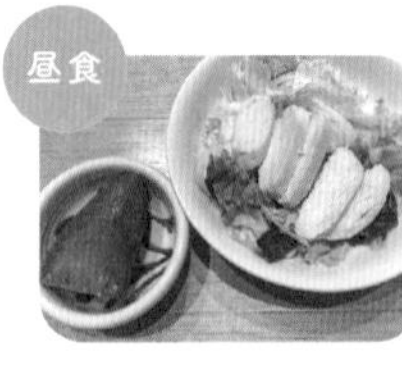

たんぱく質と野菜が中心の昼食。うどんなど、炭水化物の一品料理で済ませていた頃に比べると、午後も元気に動けるように！

夕食

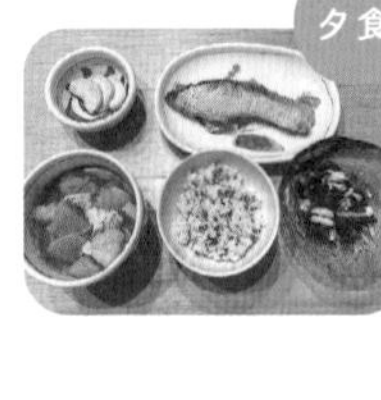

定食スタイルで、主食・主菜・副菜をバランスよく。「献立を考えるときにあすけんを参考にすることも。おすすめレシピもつくりました」

リモートワークで増えた体重。脂質の摂り方を工夫してやせた！

S・Sさん（宮城県・52歳）

BEFORE

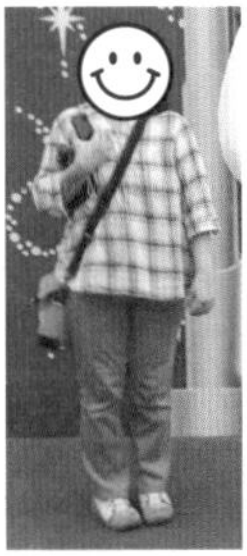

AFTER

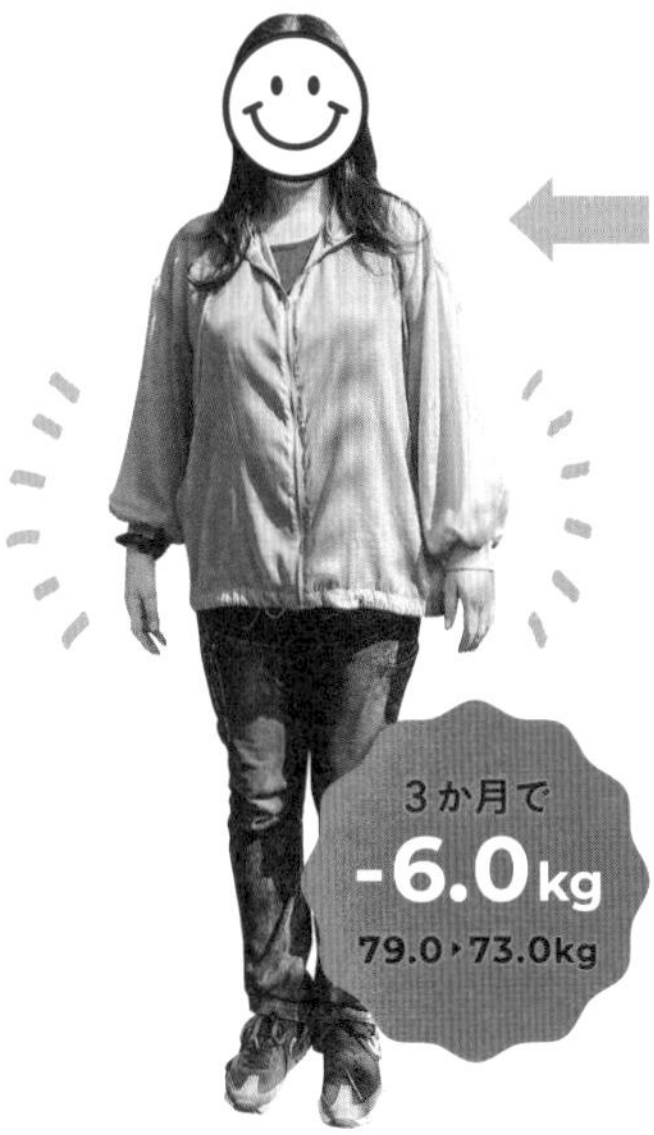

3か月で
-6.0kg
79.0›73.0kg

身長166㎝。リモートワークの1年間で体重は79㎏に。20代の娘さんとあすけんを始め、3か月で73㎏まで減量。体脂肪率も39.5％から36.5％と3％ダウン！ YouTubeを見ながら筋トレを行うなど、運動にも前向きに。

飲食店勤務から転職し、リモートワークになったところ1年で6kg増。

「運動不足に加え、気分転換にデニッシュなどの菓子パンを食べていたのも太った原因でした」

脂質と糖質を減らし、炭水化物も小麦粉から米中心に。

「炒め物は煮込みやスープに、間食は果物や、個包装のチョコレート1粒に変更。同居中の娘と一緒に励まし合い、ゲーム感覚でアプリ入力が続けられたのもよかったです。階段の上り下りを身軽にするのが次の目標です」

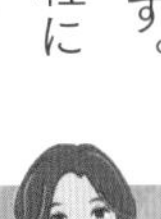

真似したいPOINT

- 家族と一緒にゲーム感覚で楽しく食事管理
- 脂質の摂りすぎを防ぐため、調理方法をチェンジ

昼食

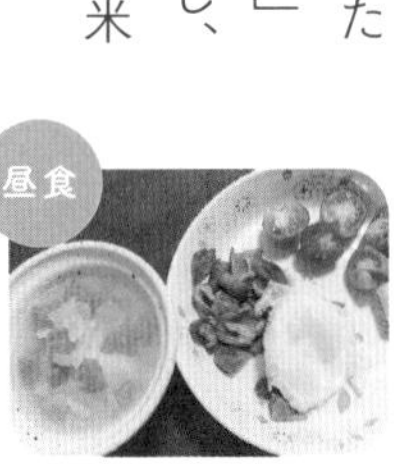

昼食は具沢山スープ、トマトなど野菜が中心。たんぱく質の不足分は、市販のプロテインバーを活用。何種類か味を変えて常備。

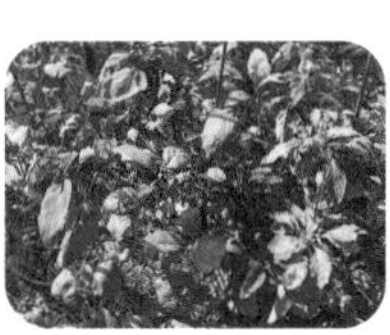

趣味の家庭菜園。収穫した野菜は炒め物にすることが多かったが、脂質の摂りすぎになると気づき、煮る、焼くなどの調理法にチェンジ。

趣味の陸上を楽しむためにも、筋肉を減らさない減量に挑戦

寺石ゆかさん（千葉県・59歳）

BEFORE

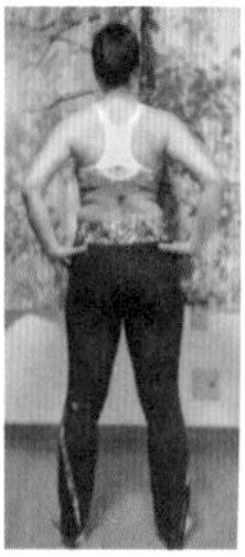

AFTER

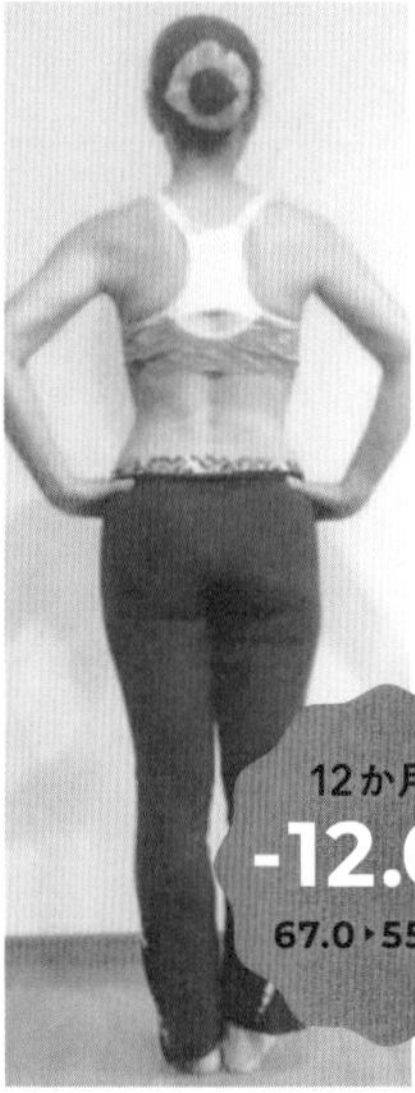

12か月で
-12.0kg
67.0▸55.0kg

身長163㎝で体重67㎏になり、以前のベスト体重より10㎏オーバーに。1年間かけて体重は12㎏減、体脂肪率は約5％ダウン。「ファスナーが上がりにくかったワンピースも、今はすっと着られるようになり感動しました」

仕事が多忙で間食が増えていた寺石さん。趣味のマスターズ陸上で走り幅跳びや短距離走をしていることもあり、「筋肉を減らさず脂肪を落とす食生活」にチェンジ。

「朝食は量を多めに、間食はオートミールや米粉で手づくり。小麦粉の摂取量を減らし、野菜を食べる量を増やすなどの工夫を重ねました」

1年で12㎏の減量に成功。肌荒れや午後の眠気もぐんと減ったそう。

「正しい知識がついたので体重コントロールしやすくなりました」

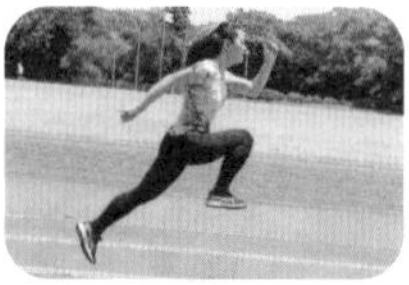

高校時代にやっていた陸上をダイエット開始と前後して再開。運動量が多い分、朝食はたんぱく質多め＆コーヒーにプロテインが定番。

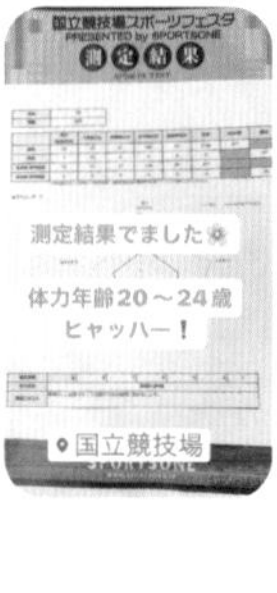

集中して食事改善・体力づくりに取り組んだあとに受けたスポーツテストは、体力年齢が25歳という誇らしい結果に！

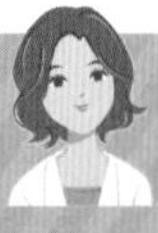

真似したい POINT

- 「筋肉を減らさない」という食事改善の明確な目的を持つ
- 運動する分、たくさん食べる！

あえて"1日4食"にして空腹時をなくして減量成功

山本守さん（東京都・54歳）

AFTER

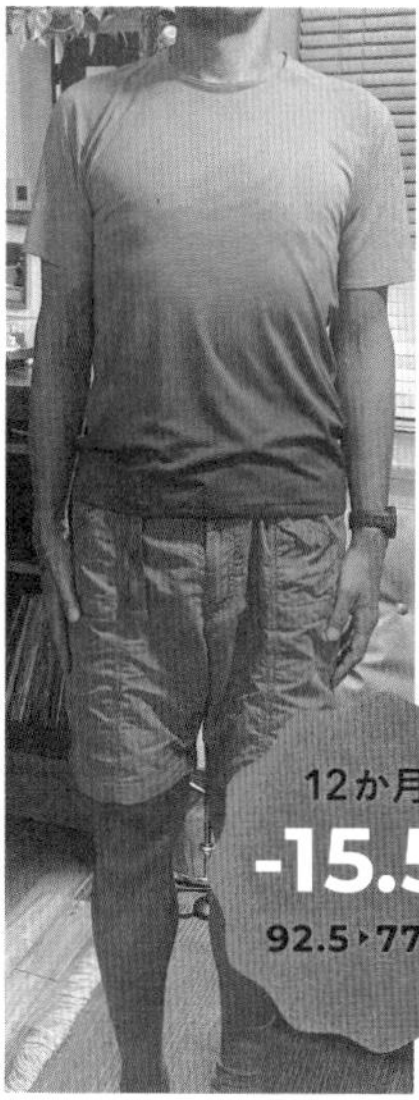

BEFORE

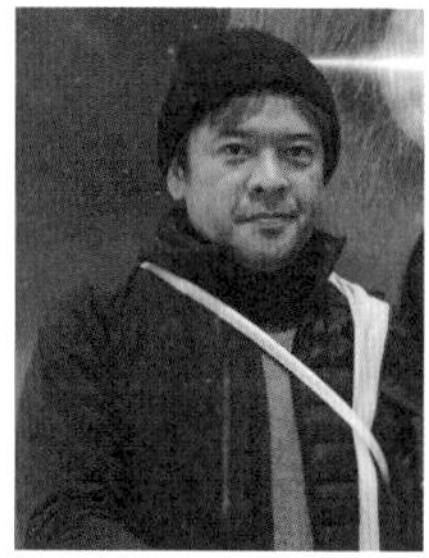

身長178㎝。体重が90㎏を超えていた頃、洋服のサイズはXXLだったが、1年の減量生活を経てM～Lサイズが着られるように。またダイエットのタイミングとコロナ禍が重なり、飲み会が大幅に減ったのも体重減の後押しに。

山本さんの趣味はロードバイク。「体重が軽いほうが有利なスポーツなので食事管理を始めました」

PFCバランスを見つつ、1日4食、1食500～600㎉程度を摂るようにし、空腹の時間を減らすことで食べすぎを防止する工夫を。

「お酒は飲むと止まらないタイプだったのが、今は飲み会でもノンアル飲料で満足できるように。無理にやせると免疫力が落ちるので、次の大会に向けてバランスよくコンディションを整えるのが目標です」

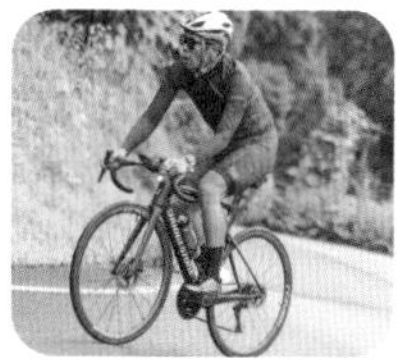

体が軽くなり、ロードバイクの大会で2位受賞！ 仲間たちとともにメダルを獲得。もう少し体重を絞り、海外の大会へ出るのが次の目標。

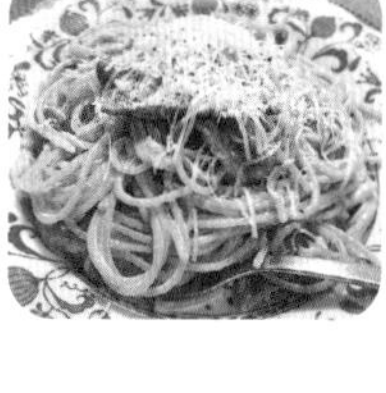

炭水化物を摂りすぎていたことがわかり、自宅でつくるパスタもGIが低い全粒粉のものに。きのこなど低カロリー食材も積極的に使用。

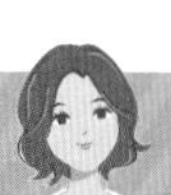

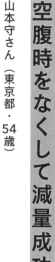

真似したい POINT

- お酒の飲み方を見直してみる
- 食物繊維豊富なきのこを活用

50代の
食生活＆健康
のお悩みランキング

2023年8月にあすけんユーザーを対象に実施した、
「50代前後の食生活とダイエットに関するアンケート調査」
（回答者数4,828名）より、
皆さんが悩んでいることをご紹介します。

健康に関する悩み

1位 太りやすくなった

2位 疲れやすくなった
3位 視力が落ちた
4位 筋力が落ちた
5位 シワやシミが増えた

「今までと体質が変わった」「食欲は落ちないのでいつも通り食べると消化が追いつかず翌日胃もたれする」と、若い頃と比べて体の変化を感じている方が多数。「コレステロール値が高い」「尿酸値が上がった」などの具体的な症状の悩みも多くあがりました。

アンケート調査概要

調査テーマ：50代前後の食生活とダイエットに関する調査（複数回答）
調査対象者：AI健康管理アプリ『あすけん』会員の48～62歳の男女
有効回答者数：4,828名（男性2,667名、女性2,143名、その他18名）
調査方法：インターネット調査
調査期間：2023年8月9日～8月14日

ダイエットに関する悩み

1位 結果が出ない

2位 食欲を抑えられない
3位 運動が続かない
4位 モチベーションが続かない
5位 仕事などの都合で食事時間が不規則になりがち

「筋力を維持しながらやせること」「体重を落とすと、風邪をひきやすくなる」など、健康にやせることの難しさについて悩みが寄せられました。「子どもが大きくなり１人で食事をすることが増え、適当になってしまう」と、生活の変化が影響するのもこの年代ならではかもしれません。

つい食べすぎてしまうもの

1位 ケーキなどの甘いお菓子

2位 お酒
3位 ご飯（お米）
4位 ポテトチップスなどのしょっぱいお菓子
5位 揚げ物

６位はパン、７位は麺類と続きました。「つくったおかずを全部食べてしまう」という声も複数ありました。また「遅すぎる時間の夕食」「職場などでいただくお菓子」など、特定の食べ物というより、時間帯や習慣に関する食べすぎ悩みを感じている方も。

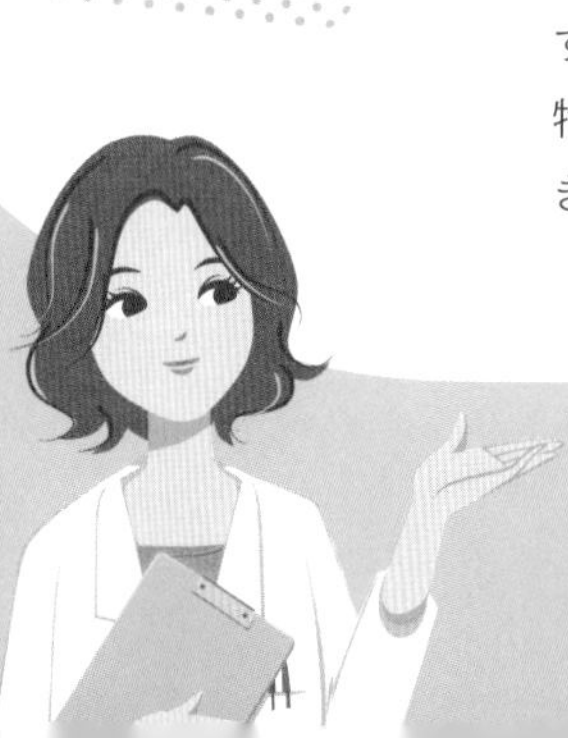

あすけんを始めてよかったこと

1位 カロリー計算がすぐできるようになった

2位 健康管理がしやすくなった
3位 ダイエットに成功した
4位 食べ物に関する知識が増えた
5位 ダイエットのモチベーションが上がった

「自分が思っていたより多くのカロリーを摂っていたことに気づいた」、「食事量を無理して減らしすぎなくなった」、「運動量を増やすために掃除をする機会が増え、部屋がきれいになってきた」などのコメントをいただきました。

さらに 「あすけんを始めてやせた」と答えた方が

67.5%！

不足している栄養素・摂りすぎている栄養素を見直すと、
しっかり食べてもやせることができます。体重・体型が整って
健康になると、気持ちも前向きになり、いいことずくめです。
本書では、50代ならではの悩みを解決する食べ方やレシピについて、
詳しくご紹介していきます。

**正しい知識を身につけて、
楽しく食べながら、
体を整えていきましょう！**

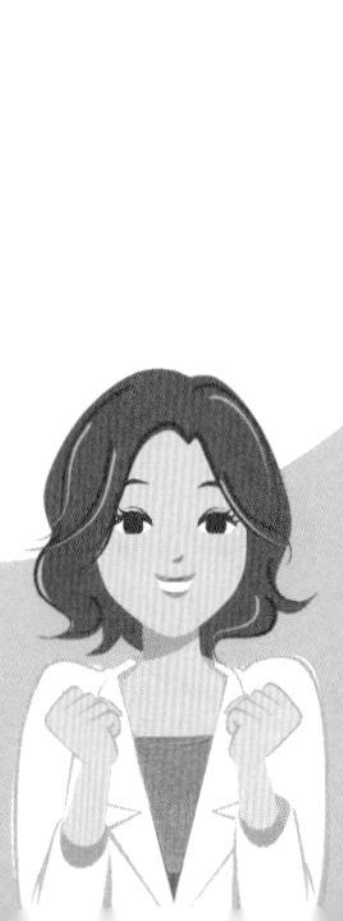

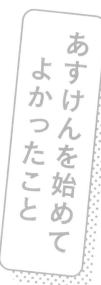

CONTENTS

こんなときどうする？

CHAPTER 2

コンビニ食材でつくれる簡単レシピ

CHAPTER 3

意外と知らない？誤解と正解「食と健康」の新常識

レシピに関して

※ 計量単位は大さじ1＝15㎖、小さじ1＝5㎖です

※ 電子レンジの加熱時間は600Wを基準にしています。500Wの場合は1.2倍、700Wの場合は0.8倍を目安に加熱してください。機種によって多少差があります

※ 電子レンジやオーブントースターで加熱する場合は、付属の説明書に従って、高温に耐えられるガラスの皿やボウルを使用してください

※ 本書に掲載しているレシピは「1食分」が基本ですが、メニューによっては「つくりやすい分量」として「2食分」の分量を掲載しているものがあります。必要に応じて調整ください

CHAPTER 1

カロリーよりも質を重視！

やせる食習慣

50代からの食べやせには、
正しい食の知識が不可欠。
よくあるお悩みやシチュエーション別の解決策を
具体的にご紹介します。

50代がやせにくい理由。若い頃とは"基礎代謝"が違います

「なんだか最近太ってきた気がする」、「若い頃よりも、増えてしまった体重が戻りにくくなった」——。本書を手に取りながら、そう感じている方は多いかもしれません。人間には、生命維持のための必要最小限なエネルギー消費、すなわち基礎代謝が存在します。男女ともに10代半ばがピークと言われ、その後は年々下がっていきます。1日の総エネルギー消費量は、この基礎代謝量に日々の生活活動や運動で消費する分を加えたものになりますが、50代は仕事や家庭での環境変化が起こる時期でもあるため、体を動かす時間や機会も減り、総エネルギー消費量がぐんと下がってきます。

女性の場合は、更年期によるホルモンバランスの変化も起こります。更年期は閉経を挟んだ前後約10年間を指しますが、この間にエストロゲンという女性ホルモンの分泌が急激に減少します。エストロゲンは筋肉量を保つ作用があると言われており、分泌が少なくなってくるとともに筋肉量の減少＝基礎代謝の低下へとつながっていきま

図1　日本人の基礎代謝基準値

性別	男性			女性		
年齢	基礎代謝基準値（kcal/kg/日）	参照体重（kg）	基礎代謝量（kcal/日）	基礎代謝基準値（kcal/kg/日）	参照体重（kg）	基礎代謝量（kcal/日）
18〜29歳	23.7	64.5	1530	22.1	50.3	1110
30〜49歳	22.5	68.1	1530	21.9	53.0	1160
50〜64歳	21.8	68.0	1480	20.7	53.8	1110
65〜74歳	21.6	65.0	1400	20.7	52.1	1080
75歳以上	21.5	59.6	1280	20.7	48.8	1010

出典：日本人の食事摂取基準（2020 年度版）

す。

にもかかわらず若い頃と同じ量の食事を摂れば、消費されなかったカロリーは、脂肪として蓄積され、体重増加の原因に。人間の体のメカニズム上、50代は、40代の頃までと比べて、やせにくくなる時期の入口なのです。

だからこそ、50代からは基礎代謝がダウンする現実と向き合いながら、〝何をどう食べるのか〟が、健康のカギとなります。これまでの食生活を見直しながら、年齢に適した体重や体脂肪のコントロールの仕方を学び、実践していきましょう。

50代からの食生活は低カロリーよりも質を重視!

「若い頃よりも1日に摂っていいカロリーが減っているならば、食事を抜けばいい」と思う方もいるかもしれません。でもそれは健康的にやせることとは真逆の方向へ行っています。カロリーオーバーを気にしすぎて、大事な栄養素を摂らない日々が続くと、体が疲れやすくなり、動くことがより億劫になって、その結果、ますます代謝が落ちてやせにくくなるスパイラルに。**50代からの食生活に必要なのは「カロリー制限よりも、必要な栄養を摂って食事の質を上げること」!** 50代、60代、そしてその先もすこやかでいるためにも、日々の中で食べ方を工夫していきましょう。栄養バランスの整った食事を摂れば、おのずと体はすっきりしていきます。

必要な栄養素とその摂り方は順を追って説明していきますが、まずは筋肉や肌、髪の毛をつくるもととなるたんぱく質、女性の場合は、閉経後に低下しがちな骨量をサポートするために必要なカルシウム、ビタミンD、マグネシウムが大切だと覚えましょう。

必要な栄養を摂って食事の質を高めるために、食生活を見直し、摂りすぎているもの、たりていないものを把握することから始めましょう。おすすめの方法が、**1日に食べているものを記録してみることです。**自分ではバランスよく食べているつもりでも、炭水化物が多すぎたり、野菜が少なかったり……。気づきにくい自分の〝クセ〟を可視化してみましょう。あすけんでは、食べたものを入力するだけで、たんぱく質、脂質、炭水化物をはじめとした栄養素のバランスも計算してくれるので便利です。

まずは現状を可視化し、そこから自分に最適な食事の摂り方を考え直すことが、大人世代が健康的に食べてやせるための極意です。

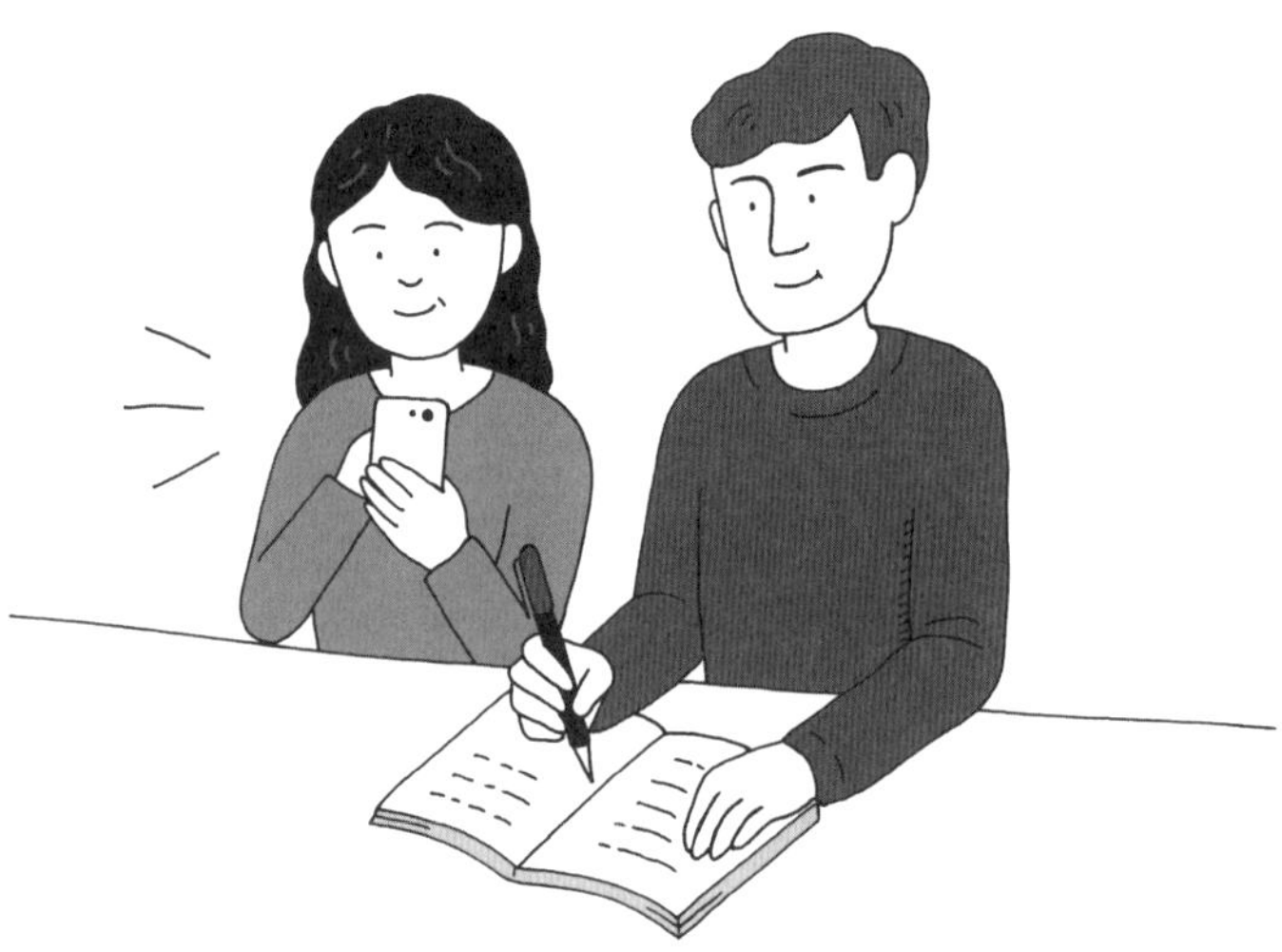

食事をかしこく選ぶ

ちょっとした技術を身につけよう

栄養素をしっかり摂るといっても、いきなり品数の多い完璧な献立にするというやり方では、無理が生じてしまいますし、長続きしません。まずは、たりない栄養素を含んだ食品に置き換える、一品増やす、ぐらいの気軽さで始めてみてください。

もちろん、調理に時間がかからないものでOKです。朝は慌ただしくて朝食を摂る時間がないという人は、バナナだけでも食べてみる。起き抜けに食欲がわかない場合は、温めた豆乳でカフェオレをつくって飲んでみる。それだけでも1日の中での栄養バランスがだいぶ変わってきます。

油の摂り方もひと工夫。脂質は摂りすぎると体重の増加につながりやすく、50代からは血中のコレステロール値が上がる方も増えてきますが、**油の質を変えるだけで、血中コレステロールを上げる原因である飽和脂肪酸を減らすことができますし、飽和脂肪酸の摂りすぎが引き起こす、動脈硬化などの生活習慣病のリスクも低減できます。**

朝に"GI"の低い食べ物を食べると効率的

GI（Glycemic Index）とは、食べ物が食後の血糖値に与える影響の大きさを示す指標です。ブドウ糖（砂糖）のGIが100で、それと比較して数値化されています。基本的に、食事をすると体内の血糖値は20〜30分をかけて少しずつ上昇していきますが、**GIが高いほど血糖値が急激に上昇しやすく、血糖値の乱高下が続くと、肥満やメンタルの不安定感などを招く**とされています。

一方、**朝食に低GIの食品を食べると、次の食事である昼食後の血糖値が上昇しにくくなる**こともわかってきました。これを「セカンドミール効果」と呼びます。昼食後に血糖値が乱高下すると、眠気や集中力の低下を招きます。つまり血糖値を安定させることは、午後の仕事のパフォーマンス向上にも役立ちます。

また、食後一時的に余剰となった糖は、インスリンの働きで脂肪組織に運ばれ脂肪として蓄えられてしまいます。脂肪の蓄積を抑えるためにも、食後の血糖値は上げず

図2　GIの低い食べ物・高い食べ物

	主　食	乳製品・お菓子・果物
低GI	オートミール、玄米、パスタ	ヨーグルト、チーズ、ナッツ類、リンゴ、キウイ、柑橘類、高カカオチョコレート
中GI	そば、うどん、全粒粉パン、春雨	アイスクリーム（乳脂肪分8％以上）、プリン、ゼリー、バナナ
高GI	白米、食パン、インスタントラーメン	フライドポテト、せんべい、ミルクチョコレート、クッキー

ぎないことが大切なのです。

手軽に取り入れられる低ＧＩの朝食としては、オートミールやオールブラン（小麦ふすま）がおすすめです。慌ただしい朝の時間でも調理の手間がかかりませんし、なんといってもＧＩを下げる効果がある食物繊維が豊富です。フルーツを添えてビタミン類をたしたり、ヨーグルトと合わせて、カルシウムや乳酸菌を摂るのもいいですね。卵や乳製品など、たんぱく質をしっかりと摂ることも、バランスのよいファーストミールを目指すためには欠かせません。

「茶色い主食ほどＧＩが低い」と覚えるところから始めてみてください。

ひとつの食べ物だけで栄養を摂ろうとしない

食事管理を始めて、自分にたりない栄養がわかってくると、摂るべき食べ物もクリアになってきます。ただしここで気をつけたいのは、**1種類の食べ物だけで栄養素を満たそうとしないほうがいい**、ということ。

例えばたんぱく質が不足しているからといって、「毎日チキンソテーを食べる」などの極端な方法はNGです。なぜなら、たんぱく質豊富な食品にも肉、魚などの動物性食品と、大豆を中心とした植物性食品があります。動物性食品の中でも、肉に偏るとどうしても脂質が多くなりがちです。**さらに、たんぱく質を体の中で効率よく使っていくためには、ビタミンB群や亜鉛、マグネシウムといったその他の栄養素も摂り入れていく必要があります。**

ひとつの食品ばかりに偏ると、摂れる栄養も偏ってしまうため、普段の食事の中で、動物性と植物性の食品を組み合わせたり、食品数を増やすことで、必要な栄養をバランスよく摂っていくことが大切なのです。

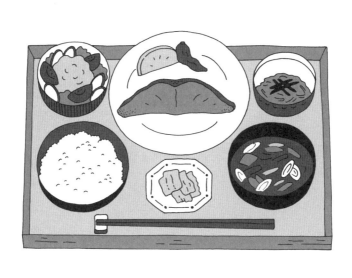

若い頃に「○○だけを食べてやせる」というダイエットに挑戦された方もいるかもしれません。一時的に体重が減っても、飽きて続かなかった方も少なくないのでは。栄養の面だけではなくて、味わいの豊かさや精神的な満足感という面でも、いろんなものを食べたほうが楽しいですよね。**おすすめは、主食、魚や肉、卵、大豆製品の主菜、野菜などの副菜が揃う定食スタイルの食事です。**ランチはコンビニで買ったおにぎりや一品料理で済ませがちという人は、海藻サラダやフリーズドライの野菜が入ったカップみそ汁を追加するだけでもＯＫ。欲を言えばたんぱく質も入れたいところですが、これだけでも定食スタイルに近づき、１日の中で摂れる栄養が増えていきます。

時間栄養学にもとづく
理想的な1日の食生活

1日は24時間ですが、人の体の中には、24時間よりも少し長い周期で時間を刻むメカニズムがあることをご存じですか？　このズレは、朝起きて太陽の光を浴びたり、朝食を食べたりすることで、毎日リセットされています。逆にうまくリセットされずに体内時計が乱れると、体重増加のリスクは高まってしまいます。なので、朝食はしっかり食べたほうがいいのです。

とはいえ、朝はバタバタしてちゃんとした食事を準備している余裕がない、ということもあります。そんなときは、せめてコーヒー1杯だけでも飲むことを習慣づけましょう。ポイントは、「起きて1時間以内に摂ること」です。

「BMAL1（ビーマルワン）」という、時計遺伝子の働きも、食べやせと大いに関係があります。このBMAL1は脂肪細胞の中にあり、脂肪の合成を促す作用があります。6時～22時の間は活動が少なく、22時～午前2時の間は増えるので、この変動に合わせて1日3食（＋間食）の食事量を調整するのです。

具体的には、活動が弱まる時間帯の食事量を増やし、活動が増える22時以降の食事は極力控えるのがおすすめ。14時～15時は、1日のうちでBMAL1の働きがもっとも弱まるため、脂肪を溜め込みにくい時間帯と言えます。なので、おやつを食べるならこの時間帯がベストです。

また、代謝を高める成長ホルモンは、深い眠りのときに分泌されます。寝る直前に食事をすると、消化器官が動いている中で眠りにつくことになり、睡眠の質が下がってしまいます。特に揚げ物など、いわゆる「胃に負担がかかる料理」は、その分消化に時間がかかるので注意したいところ。**結論として、夕食は朝食から12時間以内、寝る2～3時間前までに済ませるのが理想的です。食事の量は、朝：3、昼：3、間食：1、夜：3ぐらいの割合がベスト。**

とはいえ、まずは難しく考えすぎず、「早起きして日の光を浴び、朝食をちゃんと食べて体内時計のズレをリセットする」「夕食はこれまでより軽めにして早く寝る」ことから始めてみましょう。

お悩み／01

健康診断の結果が悪い

50代以降から、健康診断の結果で気になり始める項目のひとつに、血中コレステロール値があります。コレステロールは人体に存在する脂質で、細胞膜やホルモンの原料として重要な役割を果たしています。血中コレステロールには主に2種類。ＨＤＬコレステロール（善玉コレステロール）は、血管の壁に蓄積した余分なコレステロールを肝臓に運び、体外に排出します。一方、ＬＤＬコレステロール（悪玉コレステロール）は、摂りすぎると血管の壁に蓄積し、動脈硬化などを引き起こす原因にもなります。

50代以降の食生活で意識したいのが、LDLコレステロールの値を正常値に保つこと。ＬＤＬコレステロールが高くなる原因として、飽和脂肪酸と呼ばれる、動物性脂質に多く含まれている脂肪酸の摂りすぎがあります。肉の脂身、乳製品由来のバターなどが代表的な食品。絶対に食べてはいけないわけではありませんが、お肉は脂身を残すようにしたり、ロースやモモなど赤身が多い部位を選ぶようにしましょう。

図3　脂肪酸の種類

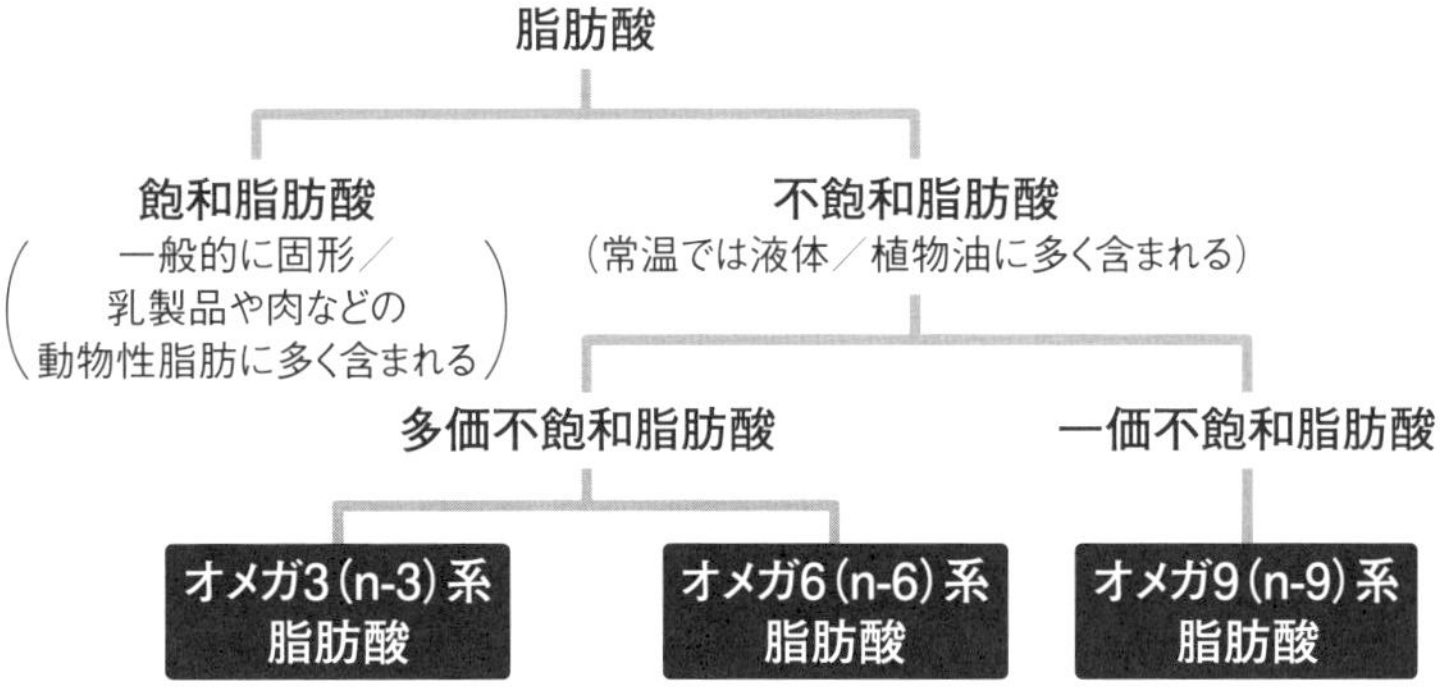

肉料理を魚料理に置き換えることも効果的です。肉と魚では同じ油でも種類が異なり、魚の油に含まれる不飽和脂肪酸は、ＬＤＬコレステロールを上げず、中性脂肪を下げてくれる嬉しい働きを持っています。不飽和脂肪酸を摂る割合を増やすことは、健康維持にもつながります。

不飽和脂肪酸には３種類あります。認知症や血栓、生活習慣病の予防にはオメガ３。マグロや鮭、サバなどの魚や、アマニ油、エゴマ油に含まれます。酸化しやすいので魚から摂る場合は刺身や新鮮なもの、真空加工の缶詰を選ぶのがベター。オメガ６はサラダ油やゴマ油に含まれており、日常的に摂れるので過剰になりがち。**摂りすぎると善玉であるＨＤＬコレステロールも減らしてしまう**ので、料理に使う油はオメガ９が多く含まれるオリーブ油がおすすめです。

お悩み／02

腸内環境をよくしたい

便秘や肌荒れなどのプチ不調を改善するためにも、腸内環境を整えることは大切。食生活で整えるには、大きくふたつの方法があります。ひとつは、ビフィズス菌や乳酸菌など、腸内環境によい影響を与える腸内細菌である善玉菌を食べ物から直接摂り入れていくこと。**納豆などの発酵食品やヨーグルトを、毎日の食事にプラスするといいでしょう。**すぐに腸内環境が変わるわけではありませんが、長い目で見た食習慣として続けていただきたいものです。もうひとつは、善玉菌のエサになる食べ物も一緒に摂ること。特に、食物繊維やオリゴ糖は腸内細菌にとって優れた栄養源となります。善玉菌が食物繊維やオリゴ糖を栄養源として分解するときに短鎖脂肪酸という物質が発生しますが、この短鎖脂肪酸が腸の動きを刺激してくれたり、代謝促進を助けたりと嬉しい働きをしてくれます。

善玉菌のエサとなる食物繊維には水溶性と不溶性の2種類があり、善玉菌によりよい作用をもたらすのは水溶性食物繊維です。海藻や野菜、

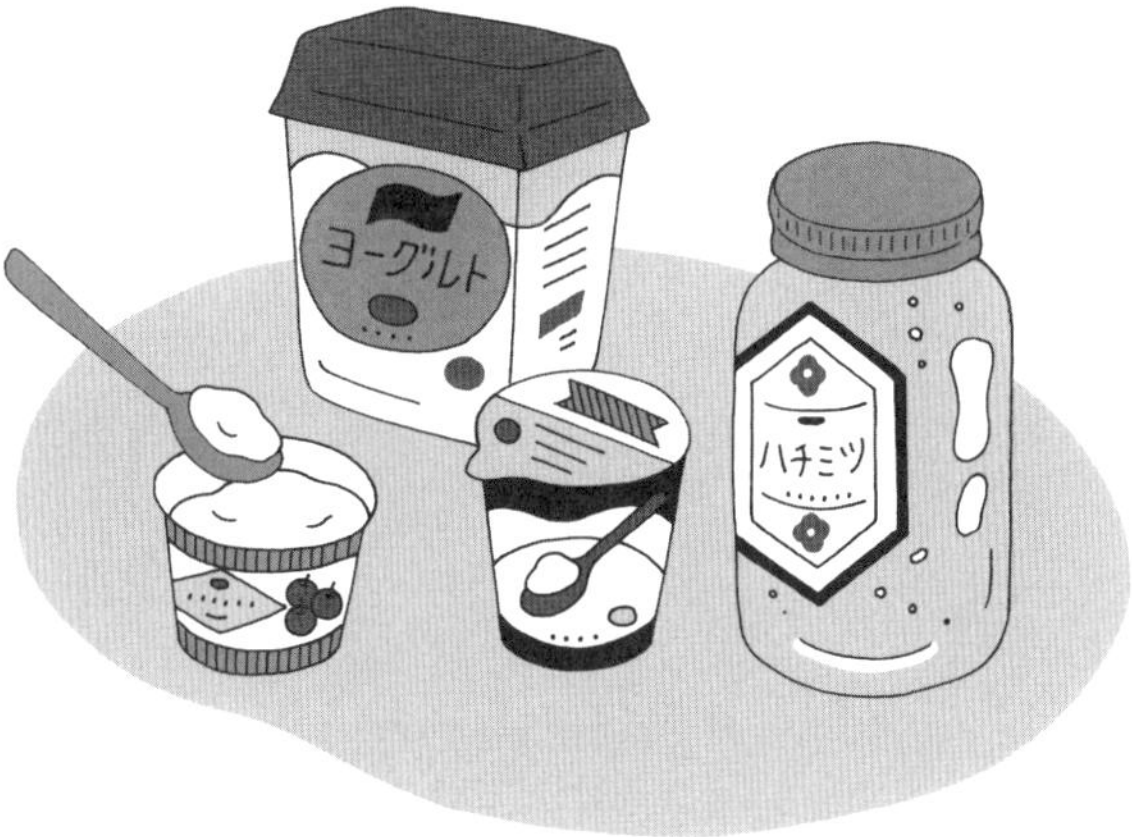

大豆、果物に多く含まれているので、1日の食事の中でうまく組み合わせてみましょう。

そしてヨーグルトの上にフルーツを乗せたメニューを一品追加するだけで、善玉菌そのものと、善玉菌の栄養源となるエサの両方を一度に食べることができ、腸内環境を整えるのにひと役買ってくれます。様々なビフィズス菌や乳酸菌が含まれるヨーグルトが売られていますが、人それぞれ**体質によって合う・合わないがありますので、楽しく食べながら、自分にマッチするものを見つけていきましょう。**

また腸内環境は、個人差はありますが早くて2週間程度で変化が期待できると言われています。「ヨーグルトを食べているけど便秘気味だな」と感じたら、いつもと別の商品を選び、違う乳酸菌を摂り入れて、刺激を与えるのもおすすめです。

お悩み／03

塩分を摂りすぎてしまう

厚生労働省が定める1日の塩分摂取目標量は、女性が6・5g、男性が7・5g未満。しかし、国民健康・栄養調査（令和1年）によると、日本人の食塩摂取量の平均値は10・1gとなっています。高血圧の場合、1日の摂取目標量は6g未満ともっと厳しくなりますが、これはラーメン1杯を汁まで飲んだら簡単に超えてしまうほど少ない量です。

今時点で、そこまで控える必要はないという人でも、長い目線で健康を考えるなら、少しでも減塩を目指していきたいもの。**ラーメンの汁は全部飲まない、調味料を控えめにするなどの工夫をして、減塩を意識してみましょう。**みそ汁も1日3食毎回飲むと塩分が過剰になるので朝・晩の2食にしてみる。野菜をたくさん入れると、野菜の甘味やコクが出て、小さじ1杯程度のみそでもおいしくいただけます。

そのほかに、意識したいのは調味料。ついサラダやお肉料理に上からドバッとかけがちですが、かけるのではなく、〝つける〟。特にドレッシングは、知らない間に使いすぎて、塩分の摂取量が増えがちです。小皿

図4　塩分を多く含む食べ物

主　食	漬物・加工品	調味料
食パン（6枚切り1枚） 0.7g	梅干し（1個） 0.9g	しょうゆ（大さじ1） 2.6g
うどん（麺のみ） 0.8g	キムチ（1人前） 0.8g	ポン酢（大さじ1） 1.4g
そうめん（麺のみ） 0.5g	ホッケの開き（1枚） 4g	すし酢（大さじ1） 1.3g
中華麺（麺のみ） 0.5g	ちくわ（1本） 0.5g	和風ドレッシング（大さじ1） 1.1g

に小分けにしたものをつけると量を把握できます。また、おすすめはオリーブオイル＋リンゴ酢の手づくりドレッシング。塩分量が少ない上にまろやかな味わいで、どの料理にも合います。また塩の代わりにスパイスなど香辛料を使うのもいいですね。料理の味付けにも変化が出ます。

ラーメンの汁やめんつゆなどの味が濃いものは「塩分を摂っているな」という自覚がありますが、普段の食卓の中で、実は塩分が高い食べ物だった……というものの代表格が食パン。6枚切りの食パン1枚につき塩分は0・7gです。ハム、ソーセージといった肉の加工製品にも、塩分が多く含まれています。伝統的な和食は塩分が高めのものが多く、**梅干し、つくだ煮、たくあんなどの「ご飯のお供」は食べすぎに注意。**細かいところですが、納豆のタレも塩分高め。使う量を半分にし、あとは薬味や香辛料をたすと、摂取量を抑えられます。

お悩み／04

やる気や記憶力が低下している

人間のやる気には脳内物質が関係すると言われています。アドレナリン、ノルアドレナリン、ドーパミン、セロトニンといった脳内物質のうち、気持ちを高ぶらせたり、記憶力の向上に関わるのはノルアドレナリンとドーパミン。セロトニンは興奮を落ち着かせたり、リラックスの作用があります。これらはどれもアミノ酸からできています。

食事からたんぱく質を摂ると、体内で分解されていきますが、その中で一番小さい分解物質がアミノ酸。そのアミノ酸の中でも、9種類ある必須アミノ酸は、脳内物質をつくるための重要な原材料です。この必須アミノ酸は体内でつくることができないので食べ物から補う必要があります。ですので、やる気や記憶力のためにも、たんぱく質は1日に必要な量をきちんと摂ることが大切なのです。

ただしたんぱく質（アミノ酸）だけでは、脳内物質の働きは補えません。そこにビタミンB群や鉄、マグネシウム、亜鉛など、様々な栄養素が関わり合って脳内物質はつくられていきます。特にマグネシウムは、

図5　DHAを多く含む食べ物（100gあたり・生）

サンマ	2200mg
サンマ（缶詰味付き）	1700mg
サバ（缶詰）	1500mg
イワシ（缶詰水煮）	1200mg
カツオ（秋）	970mg
マイワシ	870mg

脳の働きに直結すると言われています。マグネシウムが多く含まれている緑黄色野菜や大豆製品、ナッツ類、バナナなどを、普段の食事や間食で食べるようにしましょう。また、よく噛むことは、脳の働きにプラスの効果があると言われています。雑穀、玄米、根菜なども積極的に食べましょう。

P.35でご紹介した、オメガ3系脂肪酸であるDHAという栄養素は、血中の中性脂肪を抑える効果があるほか、脳内物質の働きにも深く影響していることが明らかになりつつあります。DHAを継続的に摂ると、加齢にともなう短期記憶力の低下や認知機能の低下を抑え、認知症予防の可能性がある、という研究結果も発表されています。

DHAはマグロや、サバやサンマ、イワシなどの青魚に豊富に含まれています。**特にサバ缶やイワシ缶などの缶詰は、普段の食事に摂り入れやすいのでおすすめです。**

お悩み／05

イライラすることが多くなった

人間のやる気やリラックスにまつわる脳内物質の中でも、心を穏やかにしたり緊張を解きほぐしたりするのがセロトニンです。やる気や記憶力を向上させるアドレナリン、ノルアドレナリン、ドーパミンと同じく、たんぱく質（アミノ酸）からつくられているので、「最近、イライラすることが増えた」という方は、もしかしたらたんぱく質などの栄養不足が原因、ということもあるかもしれません。栄養不足はメンタル面の不調にも影響を及ぼすことがあるので、食生活をチェックしてみましょう。

セロトニンは食べ物からもつくり出すことができますが、朝起きて日の光を浴びたり、体を動かすことでもつくられます。20分程度のウォーキングを習慣にすることでもセロトニンの分泌量が増えると言われています。

例えば、朝に太陽の光の下でウォーキングをしたあと、たんぱく質をプラスした朝食を食べるという習慣がつけられたらベスト。こうして分泌された、イライラを鎮《しず》めるセロトニンは、夜になるとメラトニンというホルモン物質に変わります。メラトニンは、体内リズムを調

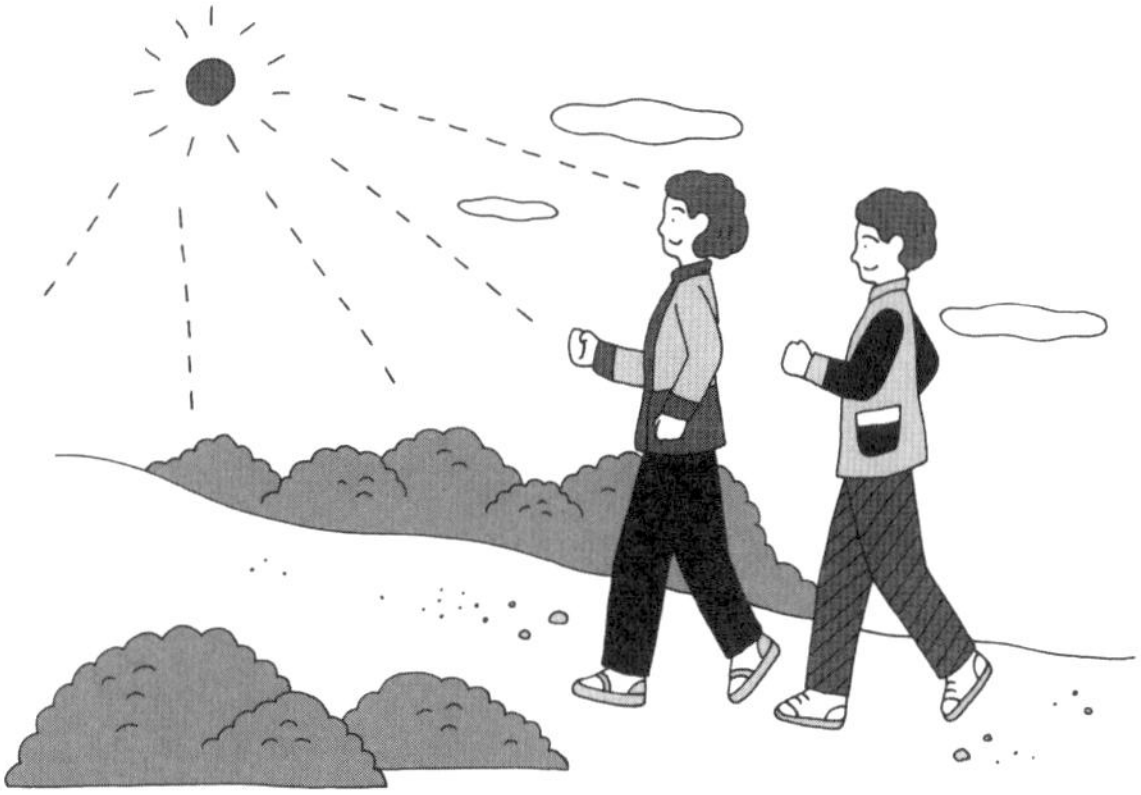

整したり、深い眠りを促してくれるホルモンです。
朝の食事や生活の小さな積み重ねが、夜のリラックスにも関わっているとは、人間の体は奥深いですね。
がむしゃらに突っ走ることができた40代までとは違い、50代に入ると以前よりも体力が落ちてきて、踏ん張りがきかなくなってきたな、と感じる方も多いと思います。そこでぜひプラスしたいのが、運動習慣。体脂肪を減らしたい方は30分程度のウォーキングをプラスしてみましょう。体力をつけたい方には、比較的大きな筋肉をメインに鍛えることができるスクワットがおすすめです。また日常の家事や移動などでも、日々の積み重ねで体は徐々に変わっていきます。体づくりやダイエットの利点に加え、メンタルケアの恩恵も得られる、三方よしの運動習慣を取り入れてみてはいかがでしょうか。

お悩み／06

更年期症状がつらい

「更年期をきっかけに体重が増え出した」「やせにくくなった」という方は、多くいらっしゃると思います。更年期は、閉経の前後5年間である約10年の期間を指します。その間に、エストロゲンという女性ホルモンが一気に減少することで様々な不調が表れることはわかっていますが、詳しいメカニズムについては、まだ十分に解明されていないのが実情です。症状も、動悸、息切れ、のぼせ、ホットフラッシュなど身体的なものから、精神的な不調まで、その人によって様々。自律神経のバランスが乱れやすい人ほど、自覚症状が強く出るとも言われています。

50代の生活は、まさにこの更年期と共存しながらということになりますが、だからこそ、「しっかり食べる」という考え方が大事になります。たんぱく質を中心に、栄養の偏りを整えて、質のよい食事をおいしくいただきましょう。**若い頃にやりがちだった食事抜きや、特定の食べ物だけを食べるようなダイエットは、かえって体を疲れさせ、自律神経を乱すことにつながります。**

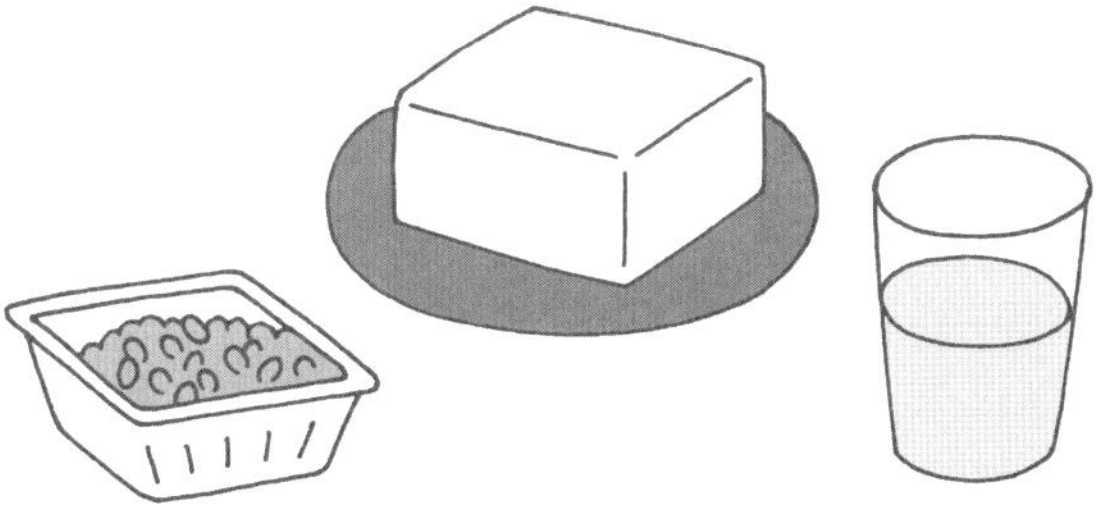

更年期に食べるといいとされるのが、豆腐、納豆、豆乳などの大豆食品。大豆の中に含まれるイソフラボンという成分は、女性ホルモン・エストロゲンと似た働きをすることがわかっています。

ただし、イソフラボンの効果は、人によって異なり、これには個人の持つ腸内細菌の種類が関係しています。腸内細菌によってイソフラボンが分解されるときの代謝産物としてエクオールという物質があります。エクオールは大豆イソフラボンよりも強力なエストロゲン様の働きを持つと考えられていますが、日本人でエクオールを生成できる腸内細菌を持っているのは50％程度と言われています。気になる方は腸内細菌叢（腸内フローラ）の検査を受けてみてはいかがでしょうか。

お悩み／07

骨や歯がもろくなってきた

もともと骨は、古い骨を溶かし、新しい骨をつくる、というように日々代謝をしていますが、骨量を維持する働きがある女性ホルモン・エストロゲンが減少すると、骨や歯などを分解するスピードが速まってしまいます。50代以降になると健康診断で〝骨粗鬆症《こつそしょうしょう》予備軍〟と指摘される方が増えてくるのはこの理由からです。

そこで必要になってくる栄養素が、骨、そして歯をつくっているカルシウムです。歯も、カルシウムが不足すると弱くなり、虫歯、歯周病とトラブルが増えてきます。

日本人女性のカルシウム推奨量は1日650㎎。実はこの量は、牛乳を約3杯飲めばクリアできてしまうのですが、「これで解決！」とならないのが、栄養バランスの難しいところ。**牛乳は動物性の脂質を多く含んでいるので、1日3杯飲むと、飽和脂肪酸の摂取量がオーバーしてしまいます。**

やはり、いろんな食材からバランスよく栄養を摂るのが大事ということ

図6　カルシウムを多く含む食べ物

牛乳（コップ1杯200ml）	230mg
プロセスチーズ（スライスチーズ 1枚）	130mg
カマンベールチーズ（1切れ 20g）	92mg
干しエビ（10g）	710mg
ししゃも（太め・5本）	330mg
モロヘイヤ（生100g）	260mg
小松菜（生100g）	170mg
干しひじき（10g）	100mg
木綿豆腐（1丁300g）	280mg

と。植物性食品、動物性食品の組み合わせを意識しながら食べるようにしましょう。

魚介系ではイワシやシラス干し、野菜では小松菜や水菜などが、カルシウムを多く含む食べ物です。実は大豆や豆腐などの大豆製品もカルシウムの供給源。これらを1日の中で上手に組み合わせて、動物性脂質の量を抑えながら、効率よくカルシウムを摂りましょう。

例えば朝食にはヨーグルト、昼食に魚の和定食、仕事や家事の合間にひと息つきたいときはカフェラテを。ちなみにカフェラテの代わりに豆乳を使ったソイラテを選べば、飽和脂肪酸の摂りすぎをセーブできます。夕食に豆腐か納豆1パックをプラスすると、カルシウムと一緒に大豆イソフラボンも摂取できるので、50代以上の女性にとってはまさに〝神メニュー〟です。

シチュエーション別に
おすすめの食べ方をご紹介します！

こんなとき どうする？

Q. 食事の時間が不規則になりがちです

A. 18時頃におにぎりなどで
"先取り夕食"を！

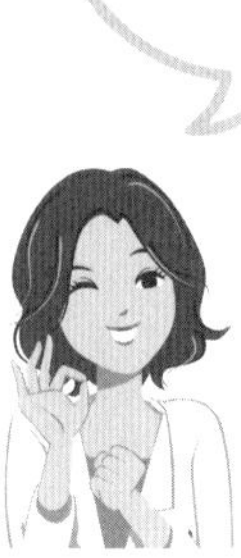

1日3食を決まった時間に食べたくても、予定に振り回されてしまい、食事時間がバラバラになっている方も多いでしょう。ダイエット中に一番避けたいのは、空腹時にドカ食いしてしまうこと。空腹時は血糖値が下がっていますが、甘いお菓子や飲み物、パンなどの白い炭水化物を大量に食べてしまうと血糖値の乱高下を招き、それが続くと糖尿病を引き起こす要因になることもあります。

特にポイントとなるのが、昼食と夕食の時間を空けすぎないことです。会社勤めをしていて、12時にランチを摂り、帰宅して夕食を食べるのが21時過ぎ……という生活スタイルの方におすすめなのは、夕方の18時頃に、おにぎりなどの主食を〝先取り夕食〟として食べること。ほかにも、手軽に栄養を補えるコンビニなどで売っているバータイプの栄養補助食品を利用するのもよいでしょう。ただし、チョコレート入りやケーキ風のものは避けて。

ポイントは低GIの食品を選ぶこと。おにぎりなら雑穀やもち麦を使ったものがおすすめです。帰宅後の食事は、消化にいいスープや温野菜などの副菜を中心にし、胃腸への負担を減らしながら栄養を摂りましょう。

Q. 外食する機会が多く、栄養バランスが偏りやすい

A. 店やメニュー選びにひと工夫すれば脂質や塩分の過剰摂取を抑えられます！

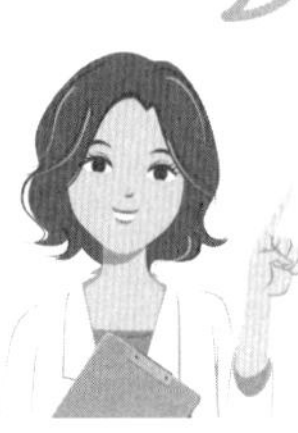

家族と一緒に行く記念日の外食、友人たちとのランチ会やディナー。職業柄、接待を交えた外食が多い方もいるかもしれません。月に何回かの外食は、そこで我慢せずに楽しんで、前後の食事で調整すれば問題ありません。

〝チリツモ〟になりやすいのが平日のランチや夕食が日常的に外食の場合で

す。毎日ラーメンやかけそばではなく、たまには定食を選ぶ、ファミレスに入った場合はサラダをつける、サラダのドレッシングの量を加減して塩分や脂質の摂取を減らす……など、お店選びや食べ方に、小さな工夫をしてみましょう。

例えばとんかつなら、ロースカツよりも脂身の少ないヒレカツを選び、つけ合わせのキャベツをたくさん食べるのがおすすめ。キャベツにもとんかつ用ソースをたっぷりかける人がいますが、ソースよりもドレッシングのほうが塩分は控えられます。

チェーン店で牛丼を食べるなら、小さめサイズを選び、豚汁とサラダを追加しましょう。たんぱく質がたりない場合は卵のトッピングを追加するのもいいでしょう。今はいろいろなサイドメニューが選べるようになっているので、副菜を加えて定食のように組み合わせて注文するのがコツです。

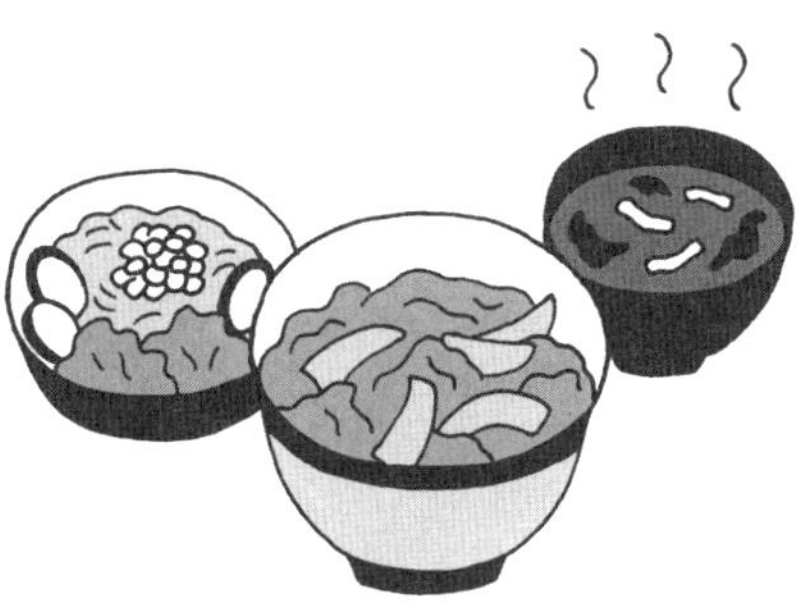

Q. お酒を飲む日。おすすめのおつまみとお酒は？

A. 枝豆、冷ややっこ、チーズなど、”居酒屋“メニューを選ぶと◎

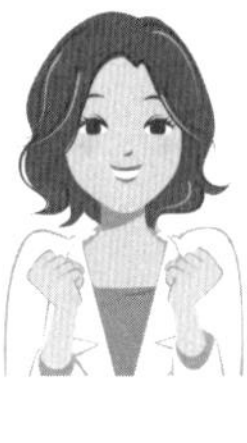

ローカロリーでアルコールの分解を助けてくれる、たんぱく質、ビタミンB1、ナイアシン、亜鉛などが含まれたおつまみがおすすめです。具体的には枝豆、冷ややっこ、だし巻き玉子、アサリの酒蒸し、チーズなど。不思議なことに、どれも居酒屋の定番メニューですね！

お酒でおすすめなのは、ウイスキーや焼酎を甘くない飲み物で割ったもの。ハイボール、レモンサワーなどがおすすめです。生レモンタイプだと、ビタミンCなどの栄養素も補えます。ビールは、糖質が多い部類のお酒なのですが、乾杯の1～2杯ぐらいならそれほど神経質にならなくても大丈夫。梅酒やカクテルなどの甘いお酒は、ご想像の通り、糖質が多くなります。梅酒ロック1杯でスティックシュガー4本分程度の糖質になるので、ダイエット中は避けたいところです。

アルコールの1日の適量は約20g。これはビール500㎖缶1本、ワインならグラス2杯、缶チューハイ（7％）350㎖缶1本、日本酒1合、ウイスキーはダブルで1杯ほどの量です。これ以上のアルコールを日常的に飲み続けると肝臓に負担がかかってしまいます。週に換算すると140g以下なので、1回に飲む量を決めておくといいでしょう。チェイサーになる水や炭酸水を間に入れると飲みすぎを防げます。

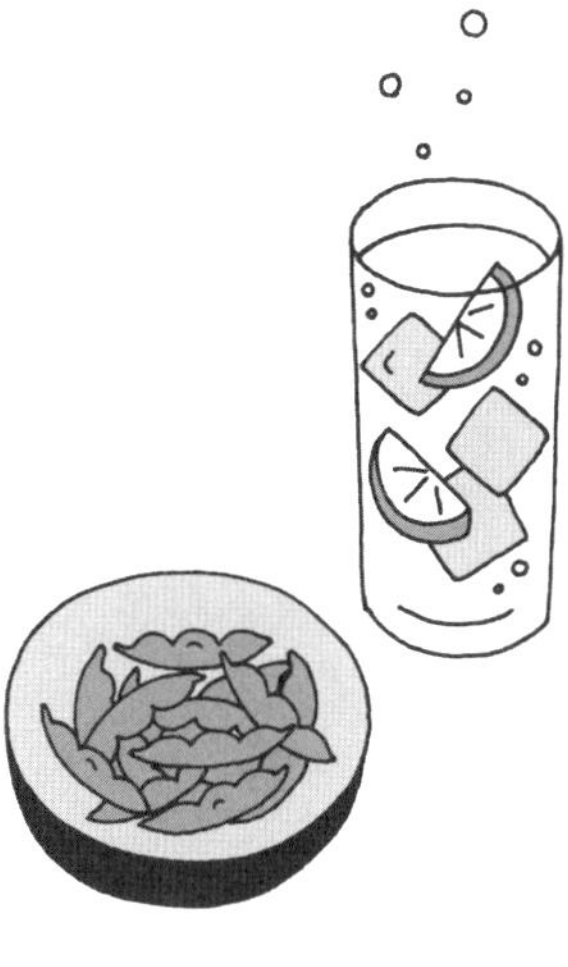

Q. 焼肉を食べるとき気をつけるポイントは？

A. 野菜多めのサイドメニューも一緒に味わって

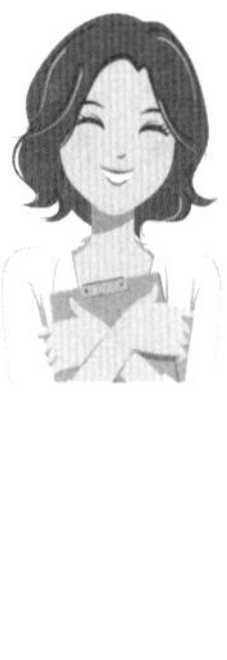

お祝いやごほうびで、今日は焼肉を食べるぞ!という日は、「太ってしまうかも」という罪悪感を持たずに楽しみたいもの。そのためにも、食べ方やお肉の種類を意識しておきましょう。

お肉で脂身が少ないのはロース、タン、モモなどの部位。逆に脂身が多いのはカルビ、ハラミ、ホルモン、トントロ、サーロインなどの部位です。脂質は消化に負担がかかり、胃もたれの原因にもつながるので、脂質も意識しながら部位を選ぶといいですね。

焼肉屋さんにはサラダ、ナムル、キムチなど、メインのお肉の前に食べられる野菜メニューが揃っているので、まずはそういった料理から始めて空腹を満たすのもポイントです。また、焼いたお肉をサンチュで巻くのもおすすめ。

一緒にお酒も楽しむ場合、ビールはやはりカロリーにすると高いので、中ジョッキ1杯くらいで抑えられるとベスト。前項のアルコールの選び方も参考にしてみてください。

しっかり味のついた焼肉は、一緒に白ご飯も進みがち。注意したいのが、お店では「普通盛」となっていても、実際は大盛りの量であることが多いことです。ご飯はシェアしたり、ほかの具も一緒に食べられるビビンバやクッパを選ぶのもひとつの手です。

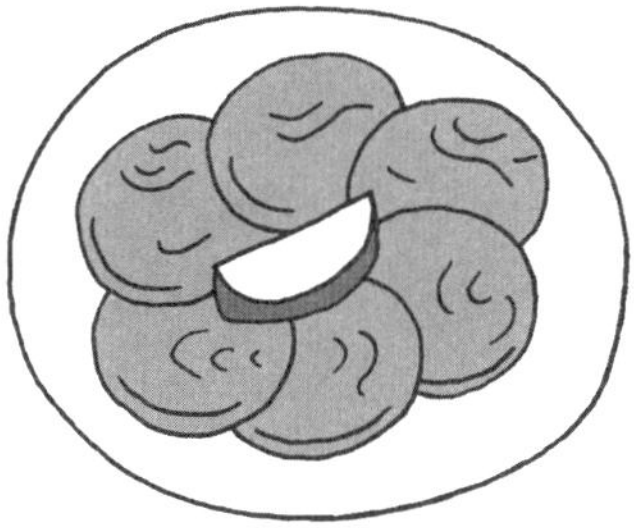

Q. 子どもや夫の食事に合わせていると、なかなかやせられません

A. 自分用につくりおきをしておく＆夕飯の時間を決めてしまう

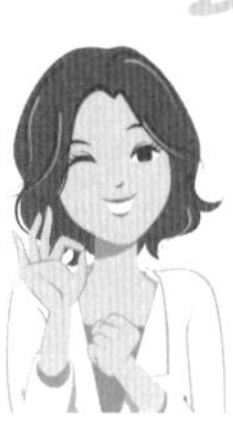

育ち盛りのお子さんがいる方に多いケースです。揚げ物やボリュームたっぷりの炒め物などをつくっていると、つい自分も一緒に食べすぎてしまいがちに。おすすめの方法は、自分用の食べ物を別につくりおきしておくことです。

例えば、メインのから揚げは一緒に食べるけれども2個ぐらいにしておき、自分用につくりおきしていたきんぴらゴボウやひじき煮などの副菜をプラス。雑穀

米や玄米を食べたいけど、家族が好きじゃないなら、やはり別に炊いて小分け冷凍しておき、自分の主食にしてみましょう。ちなみに家族がなかなか野菜を食べてくれない場合は、具沢山みそ汁がおすすめ。たっぷりの野菜も汁物にすると食べやすくなります。

また、家族の帰宅時間がバラバラで、家族の食事を準備するごとに自分も一緒に食べてしまうというパターンもあるかもしれません。気がつけば、おやつ、夕食、夜食と、誰かが食べるたびに一緒に何かをつまんでいて、それが体重の増加につながっている可能性もあります。

そんなときは、ご自身の食事の時間を決めるようにしてください。「夜、塾へ行く子の夕食時間である18時を、自分のご飯タイムにする」などです。ご自身のメインの夕食時間を決めておけば、前後の時間にダラダラ食べる習慣もなくなるはずです。

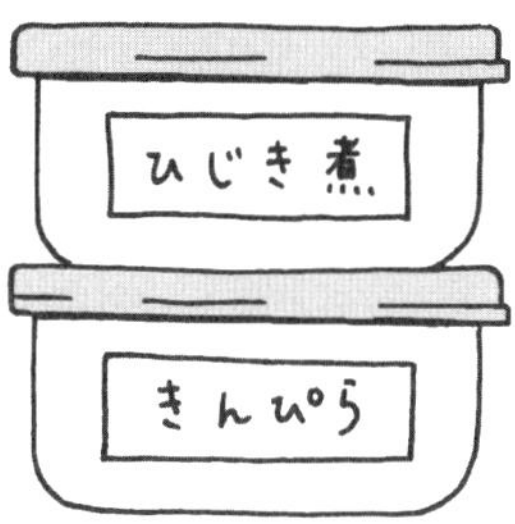

Q. 口さみしくて、つい甘いものを食べてしまいます

A. **無理のない範囲でヘルシーな食べ物に置き換えてみましょう**

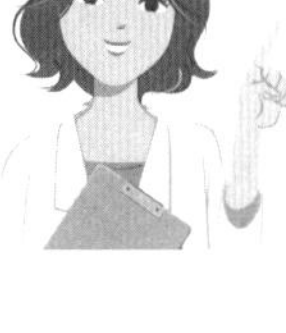

人間の体は、必要以上に食べ続けていると満腹中枢が利かなくなり、「もっと食べたい」という欲求が芽生えてくることがあります。いつもなんとなく口さみしい、食べたいという気持ちを抑えられないという人は、そのときに「何を食べるか」のマイルールを決めてみましょう。特に甘いものは食べると心身をリラック

スさせる脳内物質・セロトニンが分泌されるので、ストレスを感じているときほど体が「食べたい」と要求してきます。

甘い菓子パンやデニッシュ、ケーキについ手が伸びてしまうという方は、代わりに高カカオチョコレートやココア、甘栗や干し芋など、甘いものでも少しヘルシーな食べ物に置き換えてみましょう。

これらは甘味が感じられて、なおかつ食物繊維などの栄養素も摂れるので罪悪感が少ない「ギルティーフリースイーツ」。甘いものへの欲求も満たしつつ、糖質や脂質を控えることができます。

いきなりすべての甘いものを置き換えてしまうとストレスが溜まるので、3回に1回はギルティーフリースイーツにし、慣れたらもう少し頻度を高めてみるなど、無理のないペースで食欲をコントロールしていきましょう。「週5日菓子パンを食べる」の頻度が半分になれば、まずは十分。食は毎日の積み重ね。継続が、未来の健やかボディをつくります！

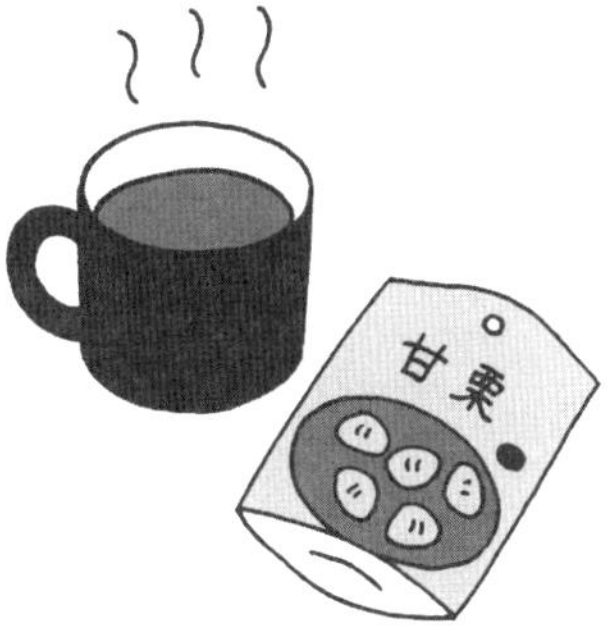

Q. おなかがぺこぺこ！今すぐに何かを食べたい！

A. 血糖値の急上昇を抑える低GI食品をチョイス

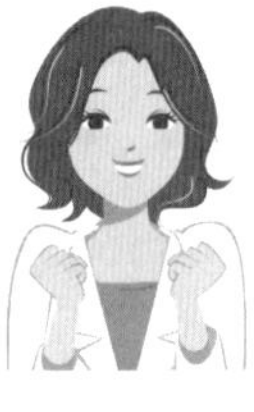

空腹時に食べるときに注意しなければならないのが、食後の血糖値です。おなかがぺこぺこで、何かすぐつまみたいというときこそ、GIの高い菓子パンや砂糖がたっぷり入った甘い飲み物、甘いお菓子は避けましょう。空腹時こそ血糖値の乱高下を招きにくい、低GIの食べ物を選ぶようにしてください。

手軽にコンビニで売っているものだと、P.49で紹介したバータイプの栄養補助食品やもち麦おにぎりのほかに、サラダチキンや豆腐バーなども満腹感が得られるのでおすすめです。基本的にたんぱく質メインの食べ物はＧＩが低いと覚えてください。豆乳や野菜１００％ジュース、カフェラテなども不足がちな栄養を補いつつ空腹をやわらげることができます。秋から冬にかけてはふかし芋もおすすめ。ボリューム満点かつ食物繊維がたっぷり。適度な甘味も楽しめて、心も体も満たされる、ヘルシーな食べ物です。

おなかがぺこぺこで我慢ができない場合は、ひとまずこうしたＧＩの低い食べ物で空腹を抑えておいて、30分ほど経ってからちゃんとした食事を摂るのがいいでしょう。P.28で説明したセカンドミール効果（低ＧＩの食べ物を食べると、次の食事の血糖値も上がりにくくなること）も期待できます。

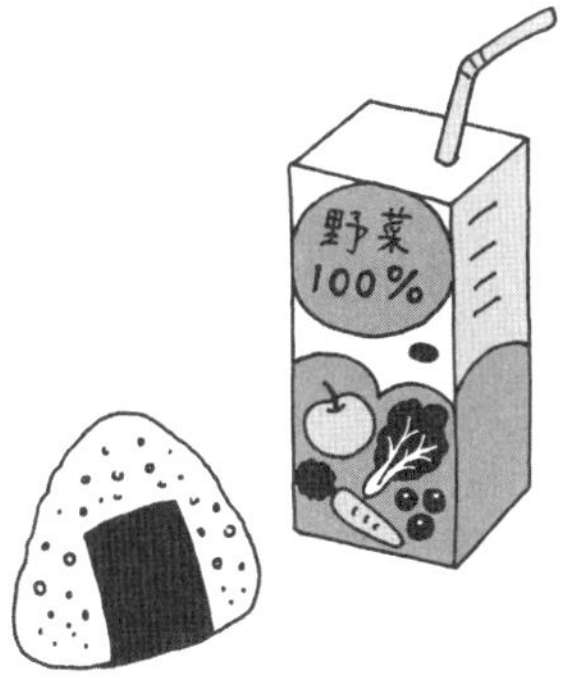

Q. なるべくお金をかけずにダイエットしたい……

A. スーパーで買える身近な食材で、「食べてやせる」は可能！

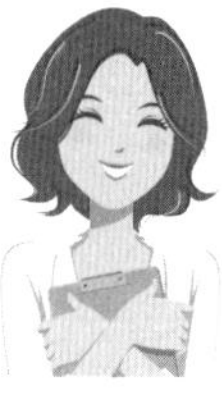

パーソナルトレーニングや健康食品、ダイエット食品……。世間でうたわれるやせるための方法は、お金をかけたからこそ効果が得られそうなものであふれています。でも本書で提案している「食べやせ術」は、どこのスーパーやコンビニでも売っているような身近な食材を中心に、健康的に食べながらやせる方法です。なぜなら私たちあすけんは、日常の中で無理なくバランスのよい食生活を続ける

ことこそが、健康的に体型や体重を整えるカギだと考えているからです。

例えばどこでも手に入る納豆は、低カロリー高たんぱく、かつ更年期の女性をサポートする食材なうえに値段も安いという、万能な食べ物です。豆苗、ピーマン、きのこ類、卵もお手頃な価格で買えて栄養素も豊富なので、ぜひ積極的に摂り入れたい食材です。

特にきのこ類は、ローカロリーでどんな料理にも合う優秀な食材。みそ汁や鍋に入れてもいいですし、炒め物の具材にしている方も多いのではないでしょうか。きのこ類は食物繊維やビタミンDが豊富。ビタミンDはカルシウムの吸収を高め、骨を強くしてくれるので、骨粗鬆症の予防としても優秀です。

大豆水煮缶や切干大根などの乾物も、年中価格が安定していて、ボリュームもあるので上手に活用してみてください！

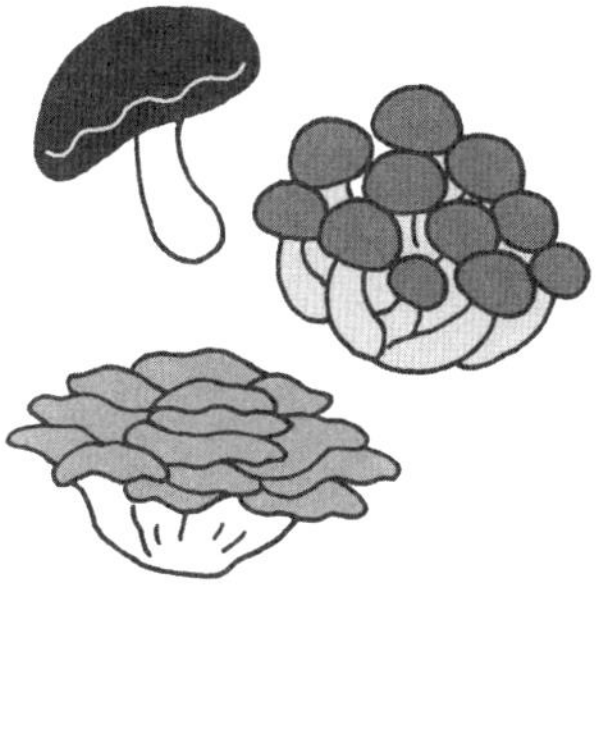

Q. ダイエットが停滞期に入り、やせなくなってしまいました

A. 今の食生活をそのまま続けて。体が順応し、また体重は減ります

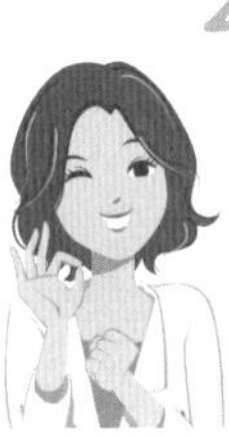

食事改善をして体重が落ち出すと、必ずやってくるのが停滞期。増えすぎていた体重はどんどん減っていきますが、ある時点までくると横ばい状態になります。「理想体重まであと少しなのに……」と歯がゆい思いをする方もいるかもしれませんね。

人間の体にはホメオスタシスという、

体の機能を一定に保とうとするメカニズムがあるので、急激に体重が減った場合に、「もうこれ以上、体に変化を起こさせない」という動きが働きます。これがダイエットの停滞期の正体です。体重や体脂肪が減らない状態が数週間から数か月ほど続くのはよくあることなので、ここで諦めないことが肝心になります。「あ、停滞期がきたんだな」「ということは私、ちゃんとできているじゃない」と、今の自分をほめつつ、栄養バランスの摂れた食事を続けてください。

もしかしたら運動不足も原因のひとつかもしれません。いつも続けている運動を変えてみる、ウォーキングする時間を長くしてみるなど、カロリー消費を少し増やしてみると、刺激にもなりますし気分転換にもなります。停滞期はいつか必ず終わるもの。必要な栄養を摂りながら、適度に体を動かし続けることで体も順応し、体重や体脂肪も、再び目標の数値に向けて下がっていくはずです。

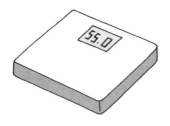

Q. 夜遅くに帰宅。このままだとおなかが減って眠れない……

A. 消化のいい春雨スープや夜に吸収率が高まるカルシウムを含んだヨーグルトを

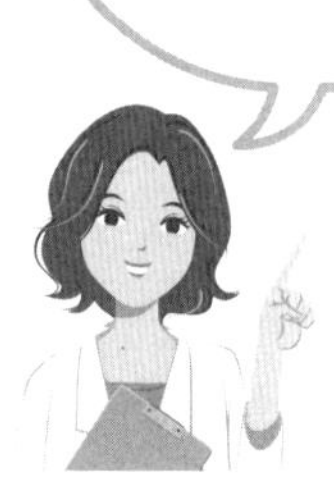

食べたものが胃の中に滞在する時間は、平均すると2〜4時間。寝る直前に食べてしまうと、睡眠中も胃腸は消化活動を続けるため、睡眠の質が低下してしまいます。さらに脂肪の合成を促す時計遺伝子BMAL1（ビーマルワン）の働きも22時〜午前2時の間に活発化するので、0時に寝るなら、20時〜21時

までには夕食を済ませておきたいもの。とはいえ、どうしても夜遅くになってしまうこともありますよね。

おすすめは、具沢山の汁物。温かいスープを飲むことで身体が温まり、入眠にもプラスに働きます。調理いらずのフリーズドライスープであれば、三大栄養素の中でもっとも消化が早い、糖質メインで低カロリーの春雨スープが◎。うどんやラーメンよりも低カロリーなうえ、汁物なのでおなかが膨れ、少量でも満足感を感じられます。

夕食を食べたのに、夜中におなかがすいてしまったというときは、手軽に食べられるヨーグルトやホットミルクなどの乳製品もいいでしょう。乳製品に含まれるカルシウムは夜の時間帯に体への吸収率が高まると言われています。日本人女性のカルシウムの1日の摂取推奨量は650㎎ですが、ほとんどの方は不足がちです。特に女性の場合、閉経を迎えると女性ホルモンの減少によって骨密度が低下してしまうので、こまめなカルシウム補給が大切です。ただし乳製品は飽和脂肪酸が多く含まれているので、深夜に食べるなら低脂肪のヨーグルトを選びましょう。

Q. 旅先でついつい食べすぎてしまいます

A. 帰ったあとの食事を”腹八分“程度にして数日かけて調整していく

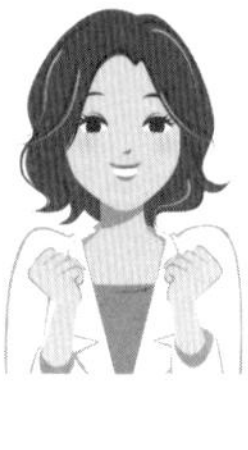

基本的には、旅先では大いにおいしいものを楽しんでいいと思います。過度な暴飲暴食は控えたいところですが、その土地のものを味わうのも旅行の醍醐味ですよね。健康のための食事管理はもちろん大切ですが、50代からは「ウェルビーイング（心身ともに満たされた状態）」の考え方で楽しみましょう。

食べすぎたと思っても、無理な断食をしてすぐに増えた分の体重を落とそうとするのはよくありません。旅行後3日~1週間程度の食事を、いつもの8割ぐらいに調整してみましょう。夕食の主食をいつもの半分にしたり抜いたりするのが手軽でおすすめです。いつもより長めにウォーキングをして、消費カロリーを調整するのもいいですね。

こうして食事や運動の量を何日か調整してみて、旅行前と同じぐらいに体がスッキリしてきたら、食べる量をいつもと同じペースに戻していく……くらいの大らかな気持ちでのぞんでいれば、食事管理も運動も続けやすいはず。大人の減量は無理をしないのが一番です！

そして旅先で銘菓などのおみやげを買いすぎて、帰宅後もずっと食べがちな人は、「自分の分は1個。あとは周りの人へ配る」と決めましょう。帰ってからのお楽しみもありつつ、食べすぎを防ぐことができます。

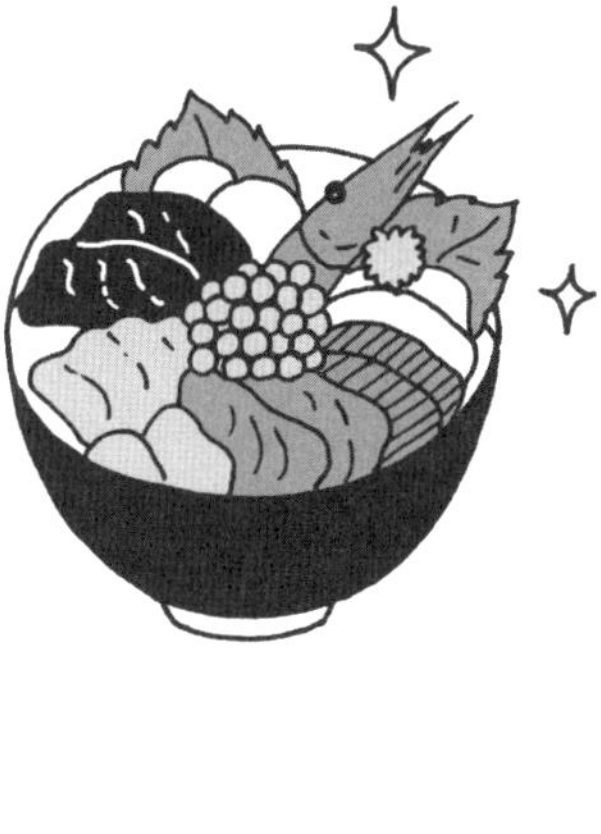

Q. パンやラーメンがどうしてもやめられません

A. パンは〝ふんわり〟より〝ずっしり〟に。ラーメンは野菜多めトッピング、スープは飲まない

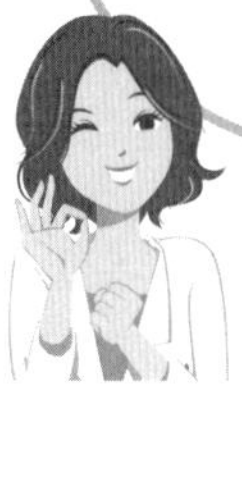

日常的にパンを食べたいなら、〝ふわふわ〟よりも〝ずっしり〟したパンを選ぶのがコツです。生成された小麦粉でつくられた白いふわふわとしたパンは、軽い口当たりでおいしいのですが、そのおかげで何個も食べたくなってしまったり、腹持ちせずに、すぐおなかがすいたりしてしまいます。少量でも満足感が

あって腹持ちする、全粒粉やライ麦が使われているパンやバゲッドなどのハードパンを選びましょう。

　パンに塗るものも、バターは脂質が、ジャムは糖質が気になりますので、使いすぎには気をつけて。代わりに卵やツナ、野菜をのせたオープンサンドにすると、一緒にたんぱく質や食物繊維が摂れて、栄養バランスがよくなります。スライスチーズをのせるとカルシウムも補えます。

　ラーメンは、「やめないといけない」と無理に思わずに、月に数回など頻度を決めておけばOKです。とんこつ、みそバターなどの脂質が高いスープは避けたほうが無難。それ以外のラーメンでも、汁は全部飲まないのが鉄則です。背脂たっぷりのラーメンよりも、中華料理屋にあるようなタンメン、サンラータンメン、五目麺など、野菜の量が多いメニューを選んでみてください。チャーシューはたんぱく質なので食べてOKです。ただし脂身は取り除くひと工夫を。

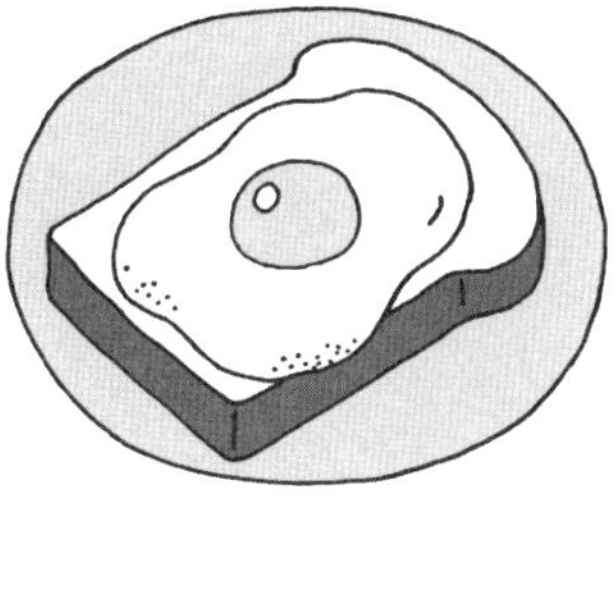

Q. 自分だけでなく、家族の食事改善をしたい！

A. ちょっとした食習慣の見直し、油の種類、調味料の分量など小さなところから変えよう

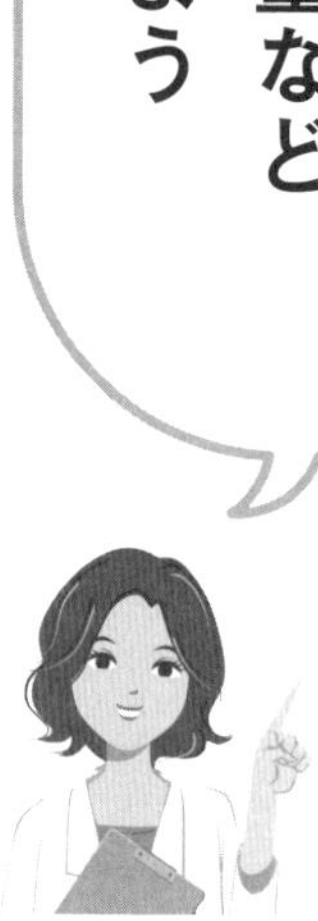

食習慣の改善は、本人の気づきがあってこそです。なので、パートナーにも現在の体の状態や栄養の過不足を把握してもらい、一緒に取り組んでいくのが理想ですが、なかなかうまくはいかないのが現実ですよね。さらに「明日からスナック菓子は禁止」など、今までの食習慣を無理やり禁止するような言動も、相手の

やる気を損ねるだけになりかねません。

まずはご家庭においてある食べ物の種類や、生活習慣の見直しから始めてみましょう。なんとなくお菓子が買いおきしてある、夕飯を食べて満腹なのに、ＴＶを見ながらお酒を飲み、スナックをだらだら食べている……など、そのご家庭特有の改善ポイントがあるはずです。これらの食習慣を正しながら、相手の食事の好みも見つつ、少しずつ日頃の料理を変えていくのも手。炒め物の油をオリーブオイルにする、朝食にヨーグルトを添える、味付けの塩の量をちょっと減らすなど、押しつけにならないやり方で栄養管理をすることは可能なはずです。

運動に前向きな家族だったら、一緒に散歩へ出かける時間をつくってもいいかもしれませんね！　毎日血圧を一緒に測ったり、食後にゲーム感覚でエクササイズするなど、小さなルーティンをつくるのも効果的です。

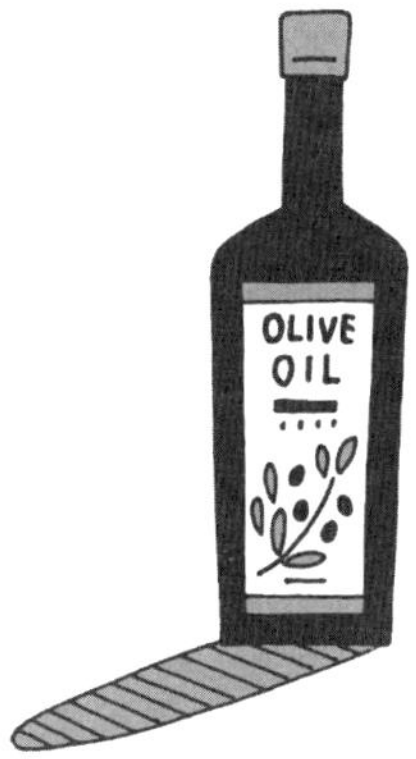

Q. コーヒーを何杯も飲んでしまいます。これって大丈夫？

A. ブラックなら1日3～4杯を目安に。砂糖の入れすぎには気をつけましょう

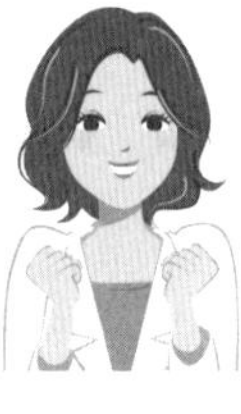

コーヒー自体は、1日に3～4杯程度なら飲んでも問題ありません。コーヒーの中には新陳代謝を促す抗酸化物質が入っており、むしろ糖尿病のリスクを減らすと言われているほどです。低脂肪の牛乳や豆乳を入れてラテとして飲むと、一緒にカルシウムや大豆イソフラボンなどの栄養素も摂ることができます。

ただし気をつけたいのは、自動販売機やコンビニなどで売られている加糖の缶コーヒー。缶コーヒーはほかの飲み物と比べると小さいサイズのものが多いですが、スティックシュガー4本分程度の糖分が含まれているものもあります。コーヒーチェーンの生クリームやシロップでアレンジされたコーヒードリンクも、糖分と脂質がたっぷり。ダイエット中であれば、ごほうびとしてたまに楽しむ程度にしておきましょう。特に甘いものと一緒に飲む場合はノンシュガーを心がけてください。

ちなみに、コーヒーにはカフェインが入っています。カフェインには覚醒作用があり、人によっては寝つきが悪くなる場合があるので、自覚がある場合は、カフェインレスのものにするか、夜、遅い時間には飲まないようにしましょう。カフェインはコーヒーだけではなく、紅茶、緑茶にも含まれていますので、気になる方は、できるだけ昼間の活動時間中に飲むのをおすすめします。

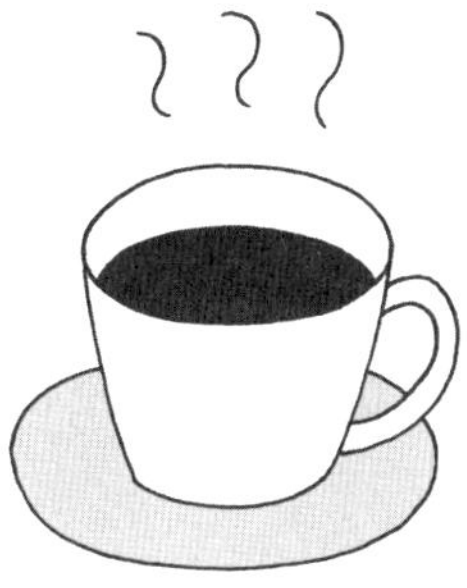

Q. なんだか食欲がない……。無理に食べなくてもいい？

A. マルチビタミンのゼリー飲料で栄養補給。食事抜きは疲労感や骨がスカスカになるもとに！

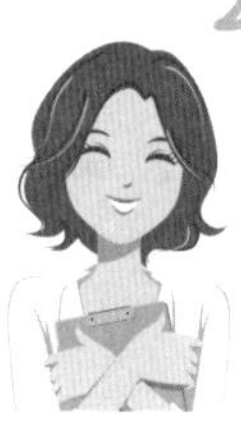

食欲がないからといって、完全に食事を抜いてしまうのはおすすめできません。50代以上の食事抜き生活は、エネルギーやビタミン不足で疲労感を強めたり、場合によっては筋力低下や骨粗鬆症の遠因にもなりかねません。

もともと食が細いという人は、プロテインやマルチビタミンが入っているゼリー飲料を活用してみましょう。あまり負担なく食べられ、栄養補給できるだけでなく、水分摂取にもつながります。ただし、あくまで補助的な食品なので、これればかりに頼るのはＮＧ。消化がよく胃に負担がかからない豆腐や野菜の鍋にして、シメに少量のご飯やうどんを入れるなどして、食事も摂ることをおすすめします。

さらにあすけんのような食事管理アプリなどで、ご自身の栄養状態をチェックして。もしかしたら食欲低下の原因は亜鉛不足かもしれません。体内に亜鉛がたりなくなると消化器官の働きが弱まり、食欲がわかなくなってくる場合があります。そんなときは亜鉛が含まれている食品を多く摂り入れてみて。亜鉛が多い食べ物というと牡蠣が代表的ですが、牛肉、レバー、卵黄、オートミールなどにも含まれています。それでも食欲が出ない……という人は、病気が潜んでいる可能性もあるので、長く続くようでしたら、病院での受診も視野に入れてみてください。

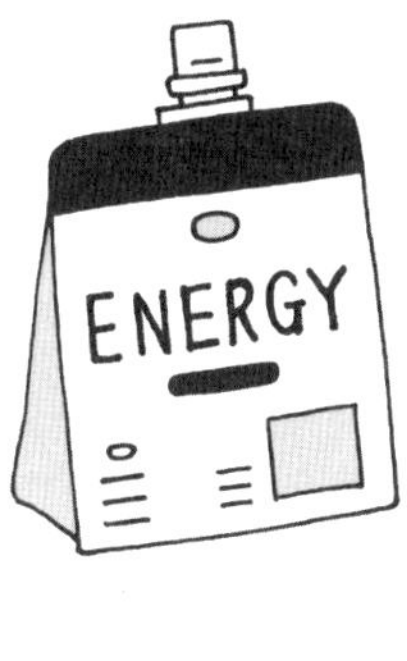

Q. 果物は、何をどのくらい食べればいいのかわからない

A. キウイ、ミカンなどの柑橘類を朝食に。朝のエネルギー補給と不足がちな栄養が摂れる！

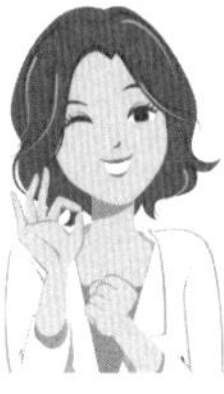

果物の甘味は果糖という糖分。よくブドウ糖と混同されがちですが、ブドウ糖が吸収の早い糖分なのに比べて、果糖は体内へ摂り入れられるスピードが比較的遅いという違いがあります。さらに果物には食物繊維が含まれるので、血糖値の急上昇が起こりにくく、ビタミンCもたっぷり。ダイエットや健康のためにも

効率よく食べたいものです。

食べるのにベストなタイミングは、これから体を動かす朝食時。果物に含まれる水溶性の食物繊維は腸内環境を整えることもわかっているので、デトックスの意味でも朝に食べてスッキリとしたいですね。おすすめは、キウイにリンゴ、またオレンジなどの柑橘系です。食物繊維は摂りだめができないので、毎朝、野菜とともに食べる習慣をつけましょう。これらの果物をヨーグルトやオールブランなどと合わせれば、腸内環境改善のための優秀メニューのできあがりです。皮をむくのが面倒くさい人は、最近は冷凍やカットフルーツがコンビニで手軽に買えるので、活用してみてはいかがでしょうか。

また、なんとなく「果物を夜に食べると太る」というイメージがありますが、1日200gの摂取量を守っていれば、朝以外の時間に食べてもかまいません。1日200gの目安は、ミカンやキウイなら2個。リンゴなら約1個ぐらいの量です。

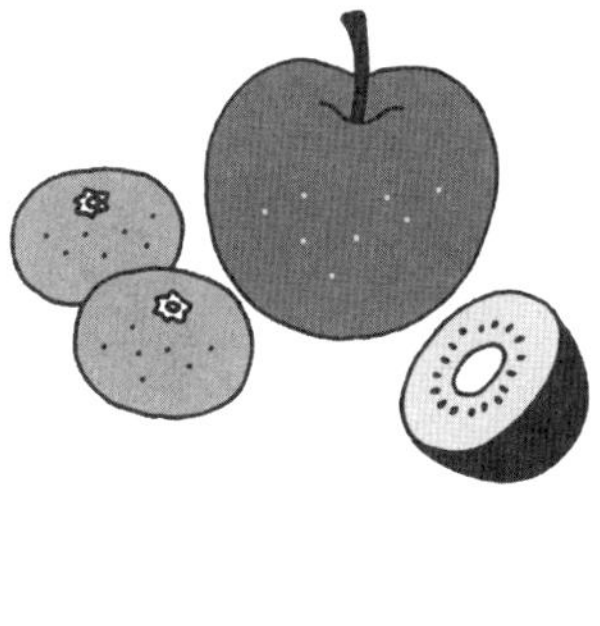

CHAPTER 2

コンビニ食材でつくれる

簡単レシピ

コンビニでも手に入る身近な食材を使った
栄養満点のヘルシーレシピをご紹介します。
朝食やランチ、あともう一品ほしいときなどに
ピッタリなお手軽メニューばかりです。

※あすけんアプリを使用中の方は、
各レシピのバーコードを読み取れば、簡単に登録できます

［豆腐］

たんぱく質やビタミン、ミネラル、鉄分などが豊富に含まれます。大きく木綿豆腐と絹豆腐に分けられ、前者は豆乳ににがりを加えて固めたものを一度崩してから木綿布を敷いて圧力をかけて押し固めたもの、後者は豆乳ににがりを加えて、そのまま固めてつくったものです。
冷ややっこでそのまま食べるのはもちろん、鍋に入れたり、みそ汁の具にしたり、豆腐ハンバーグにしたりと、主菜にも副菜にもなる、使い勝手のいい食材です。

主菜

豆腐のお好み焼き

小麦粉なしでも大満足ボリューム

エネルギー……363 kcal
塩分量……3.1 g（1食分）

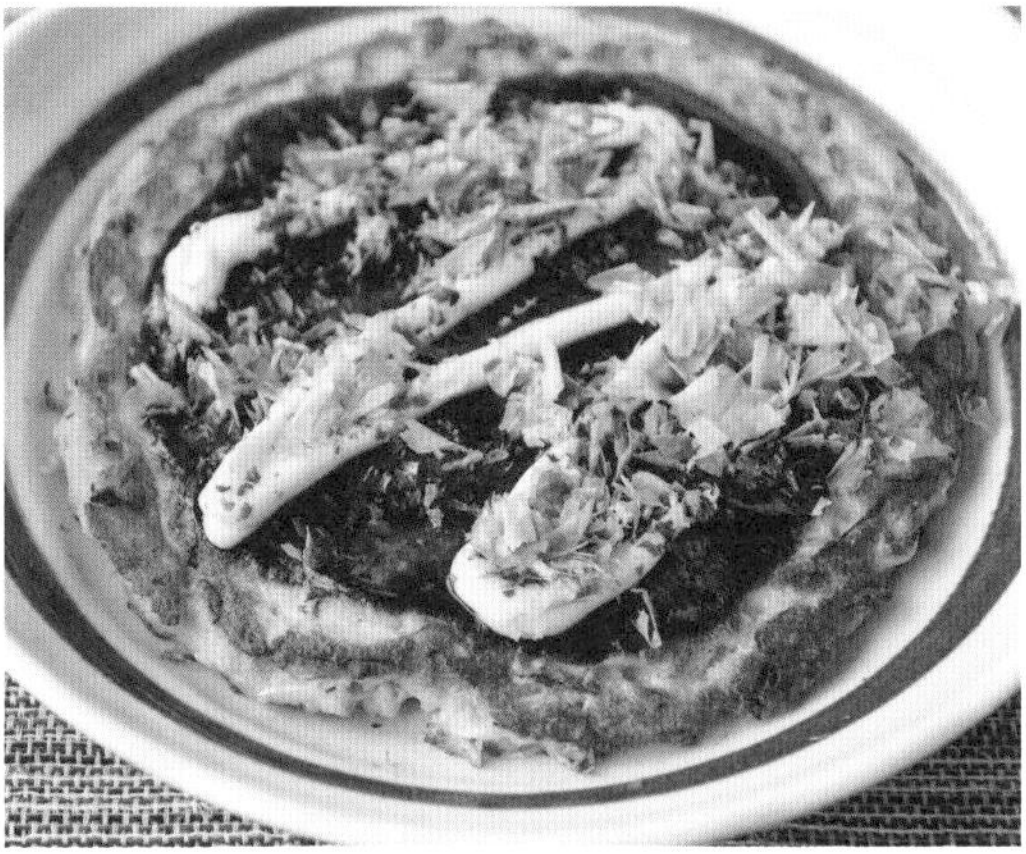

0000 1670

材料（1食分）

- 豆腐（絹）… 150g
- A
  - 卵… 1個
  - 片栗粉… 大さじ2
  - 顆粒だしの素… 小さじ1/2
  - しょうゆ… 小さじ1
- 千切りキャベツ… 1/2個分（75g）
- サラダ油… 小さじ1
- B
  - 中濃ソース… 大さじ1
  - マヨネーズ… 小さじ2
  - 青のり… 少々
  - かつおぶし… 少々

つくりかた

1. 豆腐はキッチンペーパーに包み、軽く水切りする。
2. ボウルに**1**を入れ、泡だて器で潰したのち、かき混ぜてペースト状にする。**A**を入れて泡だて器でしっかりと混ぜたのち、千切りキャベツを入れて、混ぜ合わせる。
3. フライパンを中火で熱し、サラダ油を引く。**2**を入れて、焼き色がつき、周りが固まるまで焼いたら、ひっくり返し、フタをして中まで火を通す。皿に盛り、**B**を順にかける。

主菜 カット野菜で手間いらず！

豆腐チャンプルー

エネルギー … 227kcal
塩分量 ………… 2.4g
（1食分）

0000 1687

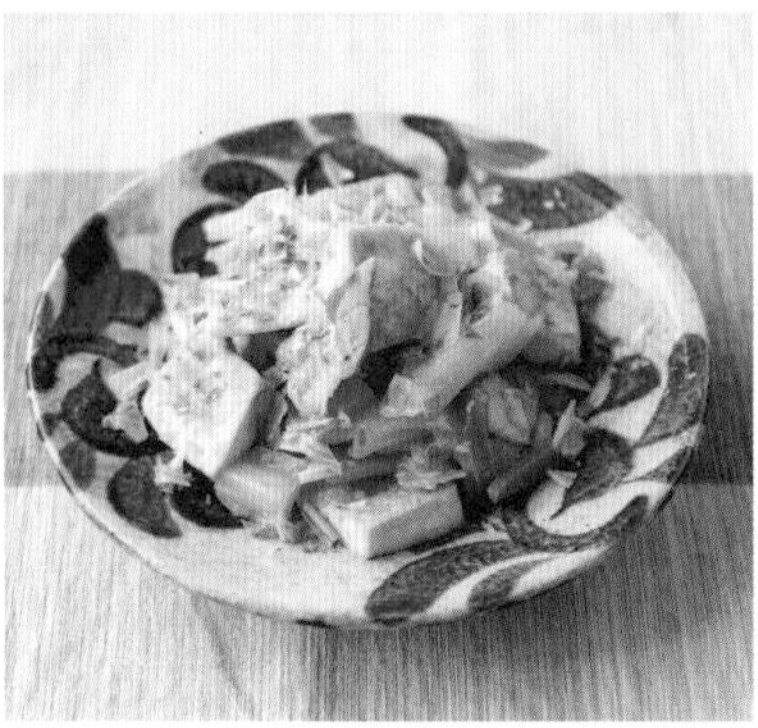

材料（1食分）

- 豆腐（木綿）… 150g
- 肉入り冷凍カット野菜 …130g
- ゴマ油 … 小さじ1
- めんつゆ（3倍濃縮）… 大さじ1
- 塩 … 少々
- コショウ … 少々
- かつおぶし（小パック）… 1袋

つくりかた

1. 豆腐はキッチンペーパーに包み、600Wの電子レンジで2分加熱する。食べやすい大きさに切る。
2. フライパンにゴマ油を中火で熱し、**1**を両面焼く。
3. **2**に凍ったままの肉入り冷凍カット野菜を入れて、火が通るまでフタをして加熱する。めんつゆ、塩、コショウで味付けし、器に盛ったあと、かつおぶしをかける。

副菜 レンジでチンするだけで本格味

即席豆腐のお吸物

エネルギー … 83kcal
塩分量 ………… 2.5g
（1食分）

0000 1694

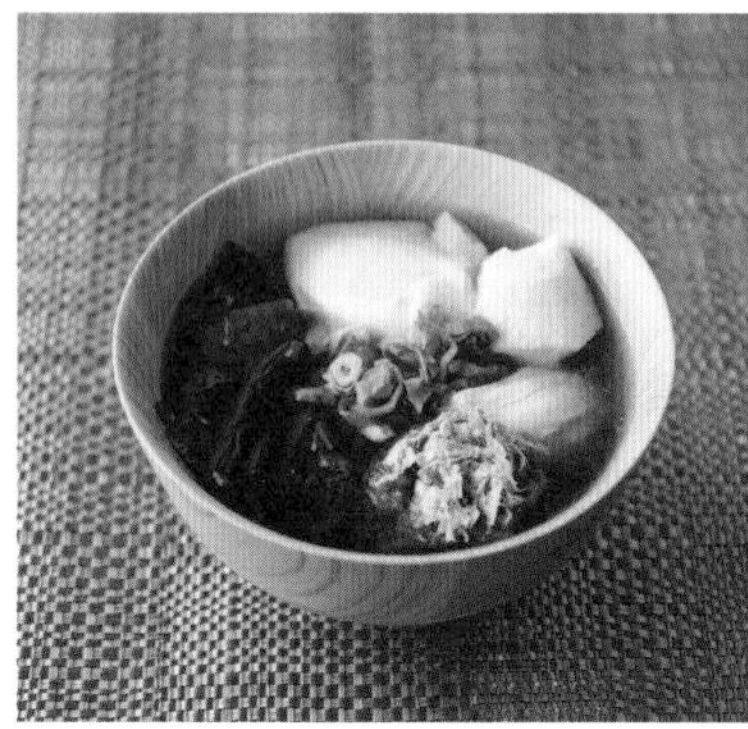

材料（1食分）

- 豆腐（絹）…100g
- A
  - カットワカメ…1g
  - とろろ昆布…2g
  - 冷凍カットネギ…大さじ1
  - めんつゆ（3倍濃縮）…大さじ1
  - 水…120㎖

つくりかた

1. お椀（電子レンジ対応）に、スプーンでひと口大にすくった豆腐と**A**を入れる。
2. 600Wの電子レンジで、ラップをせずに2～3分加熱する。

［納豆］

大豆を納豆菌により発酵させてつくる発酵食品。主な栄養成分は、たんぱく質、脂質、カルシウム、鉄など。大豆には少ない脂質代謝に欠かせないビタミンB2を多く含んでいるのも特徴です。

ご飯と一緒に食べれば、手軽に豊富な栄養素をプラスできます。オムレツの具にしたり、マグロの刺身やゆでて刻んだオクラと混ぜた「ばくだん」にしたりしてもおいしい。火を通すと粘りやにおいが軽減されるので、苦手な方は試してみてください。

主食

炒めた納豆が香ばしい！

納豆とメンマの炒飯

エネルギー……471 kcal

塩分量……1.3 g

（1食分）

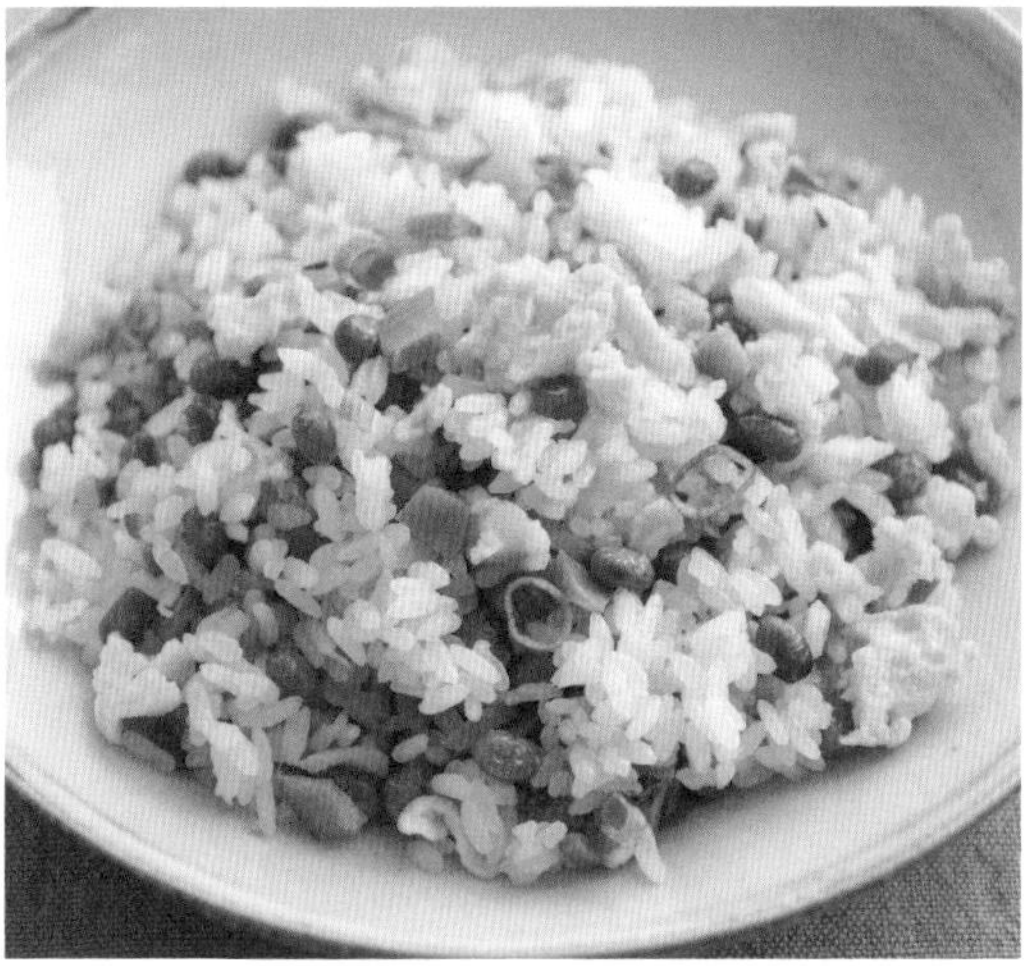

0000 1700

材料（1食分）

- 納豆…1パック
- 味付メンマ…30g
- 卵…1個
- 冷凍カットネギ…大さじ1（5g）
- ご飯（温かいもの）…150g
- ゴマ油…小さじ2
- A
  - 納豆のタレ（付属）…1袋
  - 黒コショウ…少々

つくりかた

1. 味付メンマは粗みじん切りにし、卵はボウルに割りほぐす。
2. フライパンにゴマ油を強火で熱し、納豆を炒めたら、**1**の卵を流し入れる。
3. ご飯と**1**の味付メンマと冷凍カットネギを入れ、卵となじませながら炒め、**A**で味を調える。

副菜

発酵食品のW使いで
ヘルシーに

納豆わかめキムチあえ

エネルギー … **111kcal**
塩分量 ………… **1.5g**
（1食分）

0000 1724

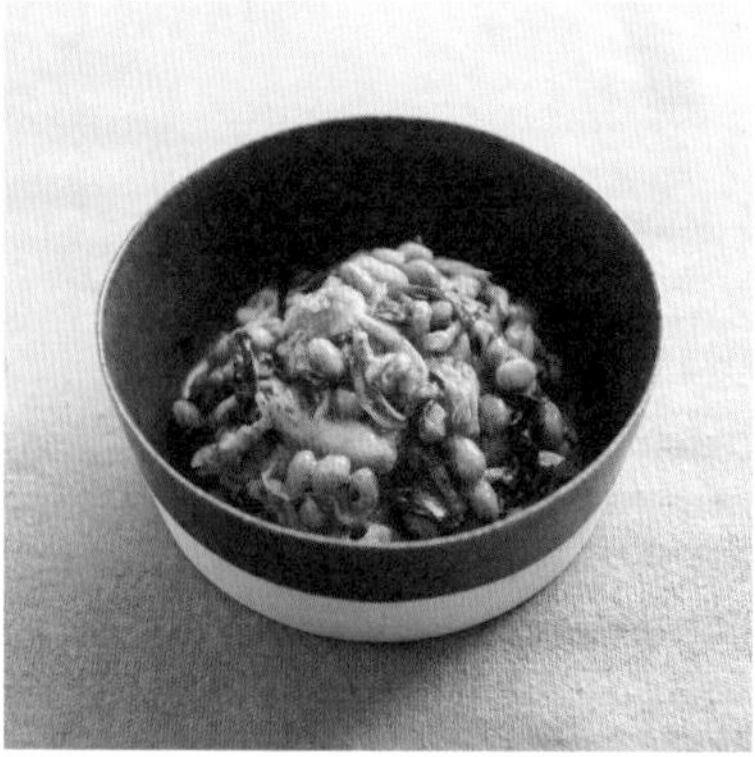

材料（1食分）

- 納豆… 1パック
（タレが付属しているもの）
- カットわかめ … 2g
- キムチ … 30g
- ゴマ油 … 小さじ1/2

つくりかた

1. カットわかめは水で戻し、水気を絞って細かく刻む。
2. 器に材料をすべて入れ、よく混ぜ合わせる。

副菜

冷蔵庫の定番食材で
つくれる簡単おつまみ

油揚げの納豆のせピザ

エネルギー … **193kcal**
塩分量 ………… **0.9g**
（1食分）

0000 1717

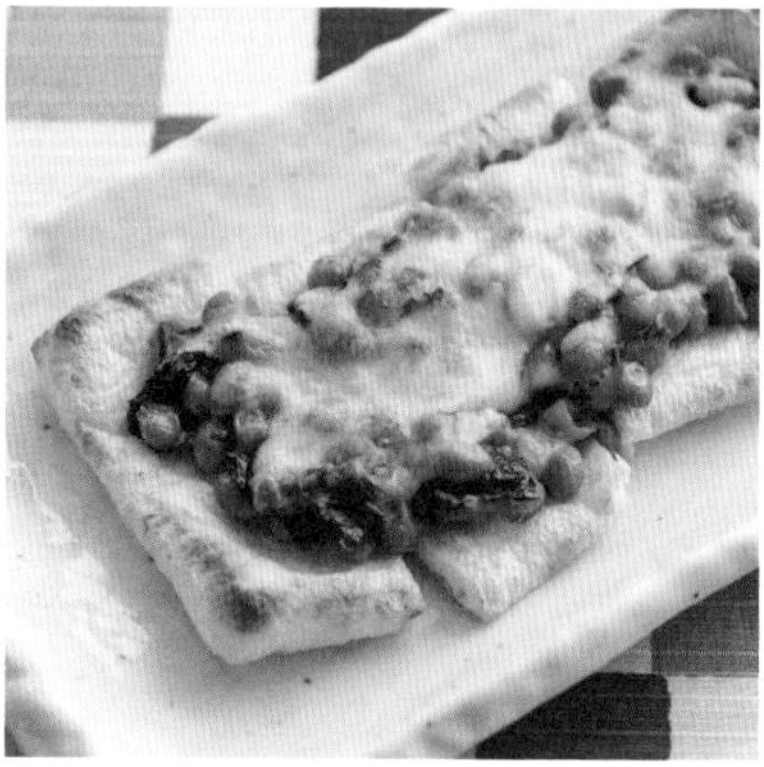

材料（1食分）

- 油揚げ … 1枚
- 納豆 … 1パック
（タレとからしが付属しているもの）
- 味付海苔 … 1/4枚
- 冷凍カットネギ … 大さじ1
- ピザ用チーズ … 10g

つくりかた

1. 油揚げは4等分に切る。
2. ボウルに納豆、付属のタレとからし、冷凍カットネギ、味付海苔をちぎって入れて混ぜる。
3. オーブントースターの天板にクッキングシートをしき、油揚げをおき、上に**2**とピザ用チーズをのせて、5分ほど焼く。お好みでしょうゆ（分量外）をかける。

卵

良質なたんぱく質に富み、ビタミンCを除くビタミンとミネラルがすべて含まれます。特にカルシウム、鉄、ビタミンA、B1、B2、Dなどが豊富です。

卵焼き、目玉焼き、オムレツなど、一品でもおいしいおかずに。ゆで卵をサラダの具にして野菜と一緒に食べるのもいいですね。

生卵はもちろん、ゆで卵や温泉卵もスーパーやコンビニで手に入りやすくなっているので、献立にたんぱく質をプラスしたいときにぜひ利用してみましょう。

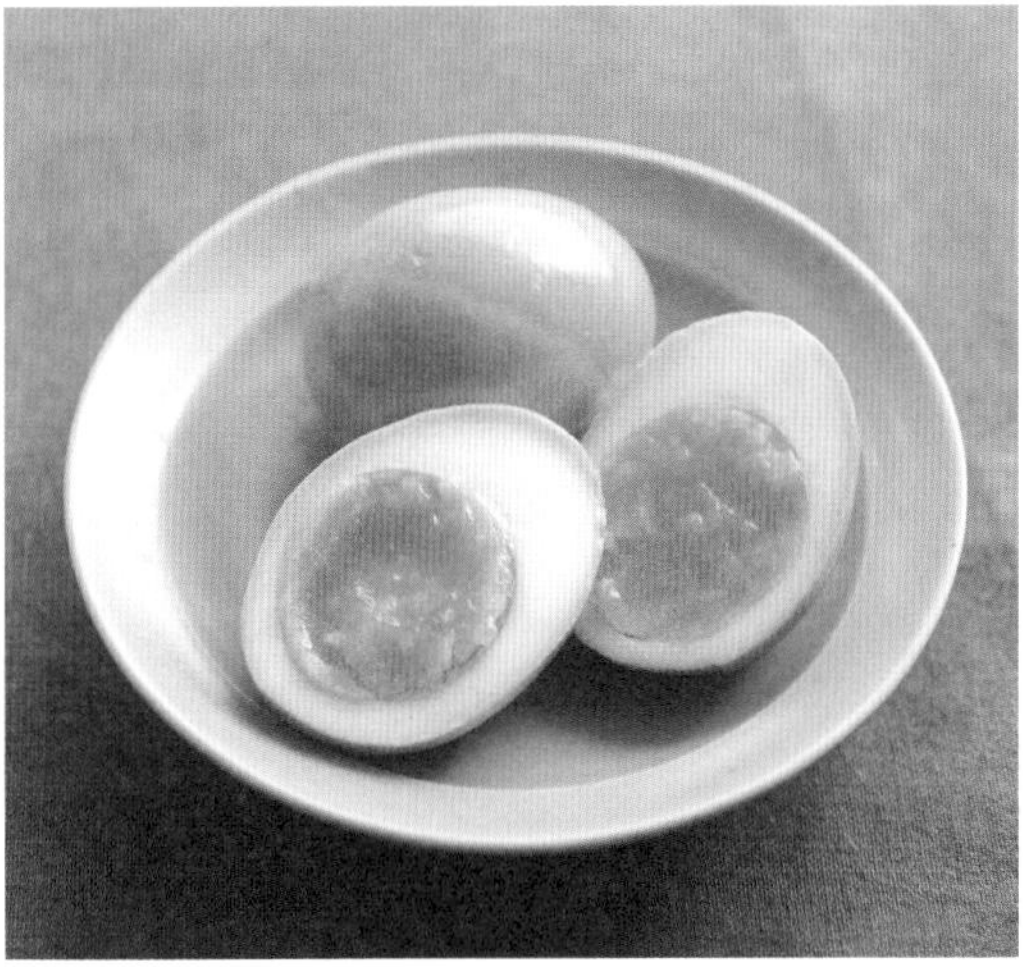

主菜

常備菜として、おかずにも

さっぱり味玉

エネルギー……80kcal
塩分量……0.7g（1食分）

0000 1731

材料（2食分）

- 卵…2個
- A
  - 酢…大さじ1
  - しょうゆ…大さじ2
  - みりん…大さじ1/2
  - 砂糖…小さじ1

つくりかた

1. 鍋に湯を沸かし、塩（分量外）を入れ、沸騰したらそっと卵を入れる。7分間ゆでて冷水にとり、殻をむく。
2. ポリ袋に**A**の材料をすべて入れ、よく揉んで混ぜ合わせる。
3. **1**を**2**に入れ、空気を抜いて密封したら、冷蔵庫で3時間程度おく。

主菜

チーズのコクがたまらない!

チーズのオープンオムレツ

エネルギー … 319kcal
塩分量 ……… 1.4g
(1 食分)

0000 1755

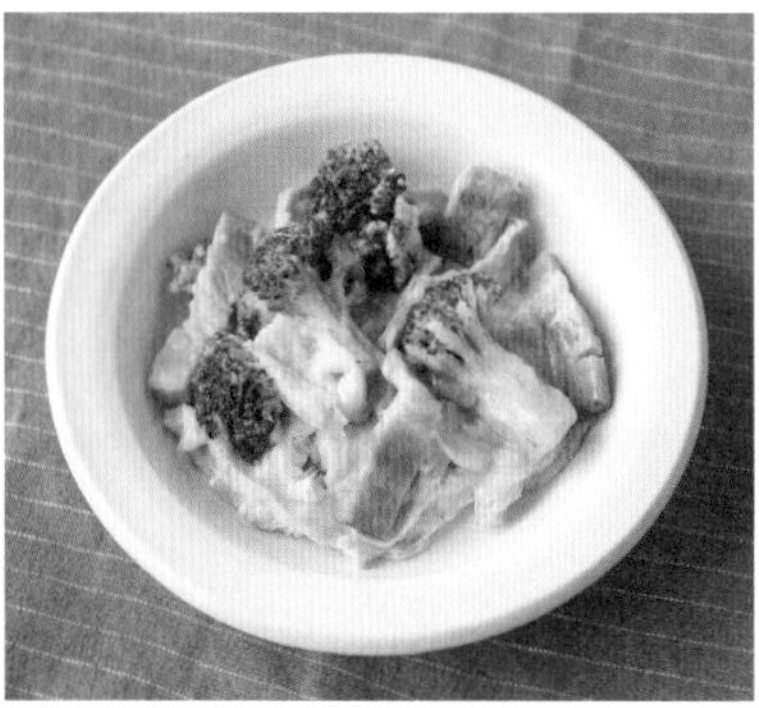

材料(1食分)

- 卵 … 2 個
- 冷凍ブロッコリー … 4 個
- ベーコン … 20g
- 塩…少々
- コショウ … 少々
- ピザ用チーズ … 15g
- オリーブ油 … 小さじ 1

つくりかた

1. ブロッコリーは冷凍のまま耐熱容器に入れ、ラップをして、600W の電子レンジで 2 分加熱したあと、食べやすくほぐす。
2. ベーコンは 1cm幅に切る。卵はボウルに割りほぐし、塩とコショウで下味をつける。
3. フライパンにオリーブ油を引き、中火で熱する。**1** のブロッコリーと **2** のベーコンを炒め、**2** の卵を流し入れ、ピザ用チーズを加える。全体を混ぜながら、トロリとするまで加熱する。

主食

温泉卵がとろ〜り♪
見た目もかわいい

巣ごもりトースト

エネルギー … 378kcal
塩分量 ……… 1.8g
(1 食分)

0000 1748

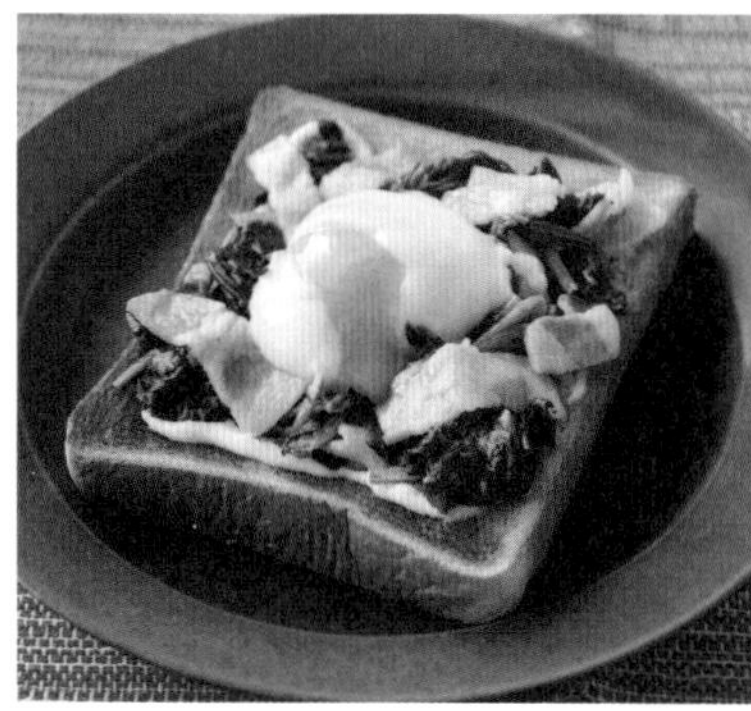

材料(1食分)

- 食パン(6 枚切り)… 1 枚
- マヨネーズ … 小さじ 1
- 冷凍ほうれん草 … 50g
- ベーコン … 20g
- ニンニク(すりおろし)… 小さじ 1/3
- オリーブ油 … 小さじ 1
- 塩 … 少々
- 温泉卵(市販のもの)… 1 個

つくりかた

1. ベーコンは 1cm幅に切る。オリーブオイルを引いたフライパンでニンニクを熱し、ベーコンと冷凍ほうれん草を加え、塩で味つけしながら炒める。
2. 食パンをトースターやグリルで 3 〜 4 分焼き、マヨネーズを塗る。
3. **2** に **1** を広げてのせ、さらに温泉卵をのせる。

#［サバ缶］

サバ缶に含まれているDHAやEPAなどのオメガ3脂肪酸は、良質な脂。中性脂肪を減らし、合成を抑える効果のほか、代謝を上げる効果も期待できます。骨も丸ごと食べられるので、カルシウムの摂取にも◎。
そのまま食べてもいいですし、調理に使いやすいのも魅力です。煮込みの具にしたり、ほぐしてそぼろのように使ったり。カレー粉などのスパイスや、梅干しや大葉などの香味食材とも意外と相性がいいですよ。

主菜

トマトジュースを使って簡単に仕上がる

サバ缶と野菜のトマト煮

エネルギー……222kcal
塩分量……1.4g
（1食分）

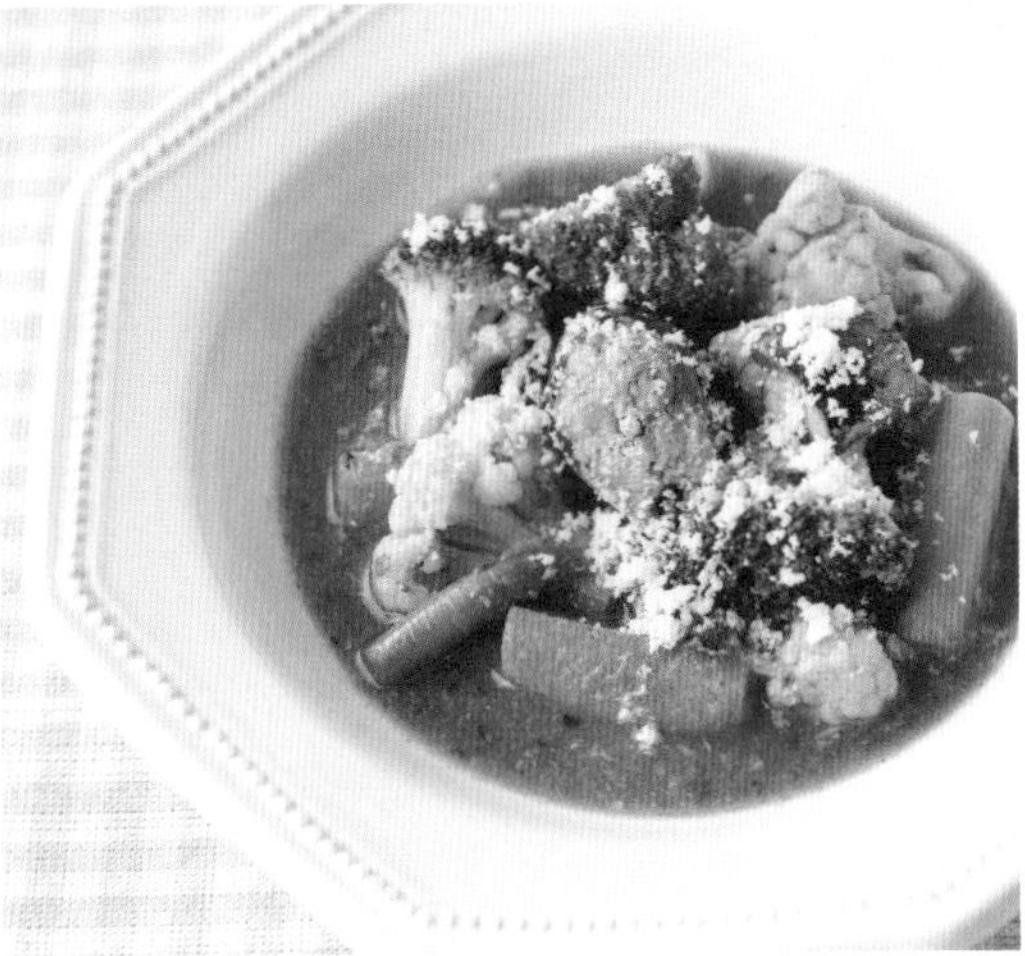

0000 1762

材料（1食分）

- サバ水煮缶…1/2缶（汁込みで100g）
- 冷凍洋風野菜ミックス…100g
- ニンニク（すりおろし）…小さじ1/3
- トマトジュース…50㎖
- 塩…少々　● コショウ…少々
- 粉チーズ…小さじ1

つくりかた

1. 鍋にサバ水煮缶を汁ごと、凍ったままの洋風野菜ミックス（ここではブロッコリー、カリフラワー、ニンジン、インゲン）、ニンニク、トマトジュースを入れ、フタをして中火にかける。
2. 洋風野菜ミックスに火が通り、やわらかくなったら、塩、コショウを入れて味を調える。器に盛り、粉チーズをかける。

主食

お弁当にも
ぴったりな3色丼

サバそぼろ丼

エネルギー … 470kcal
塩分量 ……… 1.4g
（1食分）

0000 1779

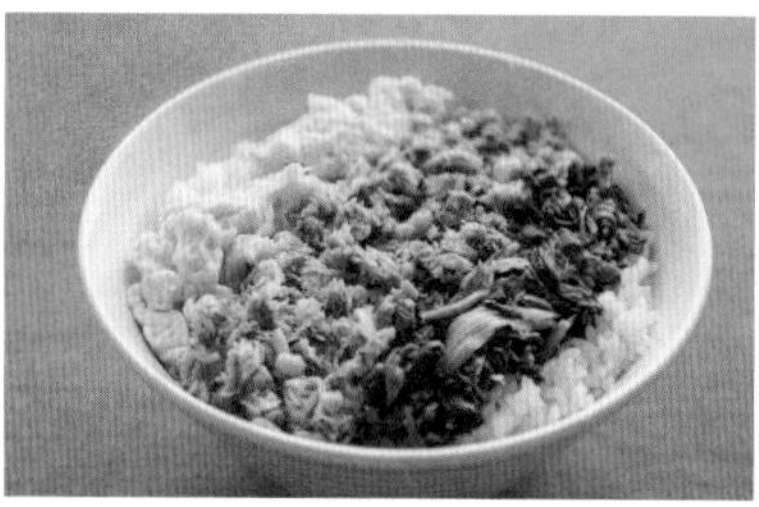

材料（1食分）

- ご飯 …150g
- サバ水煮缶 … 1/3缶（汁込みで65g）
- A
  - 砂糖 … 小さじ2/3
  - 塩 … 少々
  - ショウガ（すりおろし）… 小さじ1/3
- 卵 …1個
- 砂糖 … 小さじ1/2
- サラダ油 … 小さじ1/2
- 冷凍ほうれん草 … 50g
- めんつゆ（3倍濃縮）… 小さじ1/2
- 白ゴマ … 少々

つくりかた

1. フライパンにサラダ油を引き、中火で熱する。ボウルに卵を割りほぐして砂糖を入れて混ぜ合わせたら、フライパンに流して炒り卵を作る。いったん皿に取り出す。
2. サバ水煮缶を汁ごとフライパンに入れ、ほぐしながら、**A**と一緒に中火で水気がなくなるまで炒める。
3. 冷凍ほうれん草は凍ったまま600Wの電子レンジで2分加熱する。水気を絞り、めんつゆであえる。
4. 器にご飯を盛り、**1**、**2**、**3**をバランスよくのせ、上から白ゴマをちらす。

副菜

新感覚！ おかずとして
食べられるサラダ

サバ缶とナッツのサラダ

エネルギー … 224kcal
塩分量 ……… 1.49g
（1食分）

0000 1786

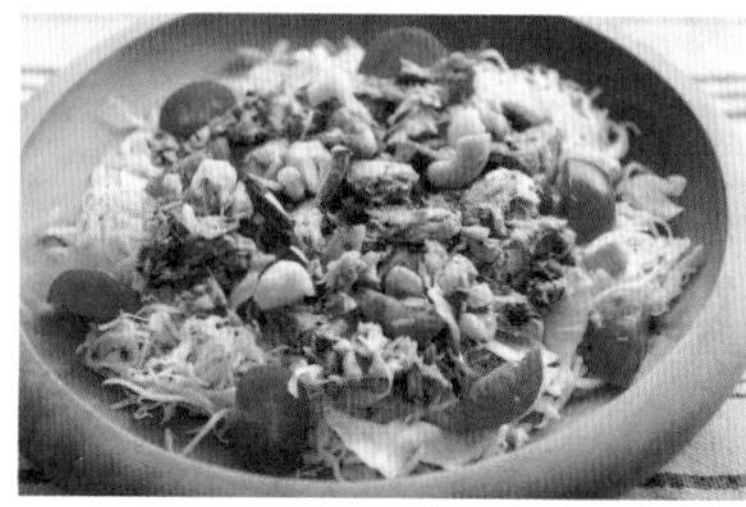

材料（1食分）

- サバ水煮缶 … 約1/4缶（汁なし50g）
- ドライバジル … 小さじ1/4
- 千切りキャベツ … 50g
- プチトマト … 2個
- ミックスナッツ … 10g
- A
  - サバ水煮缶の汁 … 小さじ1
  - しょうゆ … 小さじ1
  - 酢 … 小さじ1
  - オリーブ油 … 小さじ1

つくりかた

1. サバ水煮は食べやすいサイズにほぐして、ドライバジルであえる。プチトマトはヘタを取り、4等分に切る。ミックスナッツは粗く刻む。
2. 器に千切りキャベツを盛り、**1**のサバ水煮とプチトマトをのせ、ミックスナッツをかける。
3. **A**をすべて混ぜ合わせ、**2**にかける。

［ツナ缶］

高たんぱく質かつ低脂質で、クセがなく食べやすい缶詰の代表選手。マグロだけでなく、カツオを使ったものもあります。油漬けは調味液の約半分以上が油です。油控えめタイプや水煮（ノンオイル）のタイプもあるので、うまく使い分けましょう。
サラダに入れたり、野菜とマリネしたりすれば、ちょっとリッチな副菜に。ひじきと煮るなど和風おかずにもなります。スープの具にしたり、炭水化物とあわせて主食にするのもおすすめです。

主食

みそと豆乳がまろやか好相性

ツナとほうれん草の豆乳みそパスタ

エネルギー……517 kcal
塩分量………2.1 g（1食分）

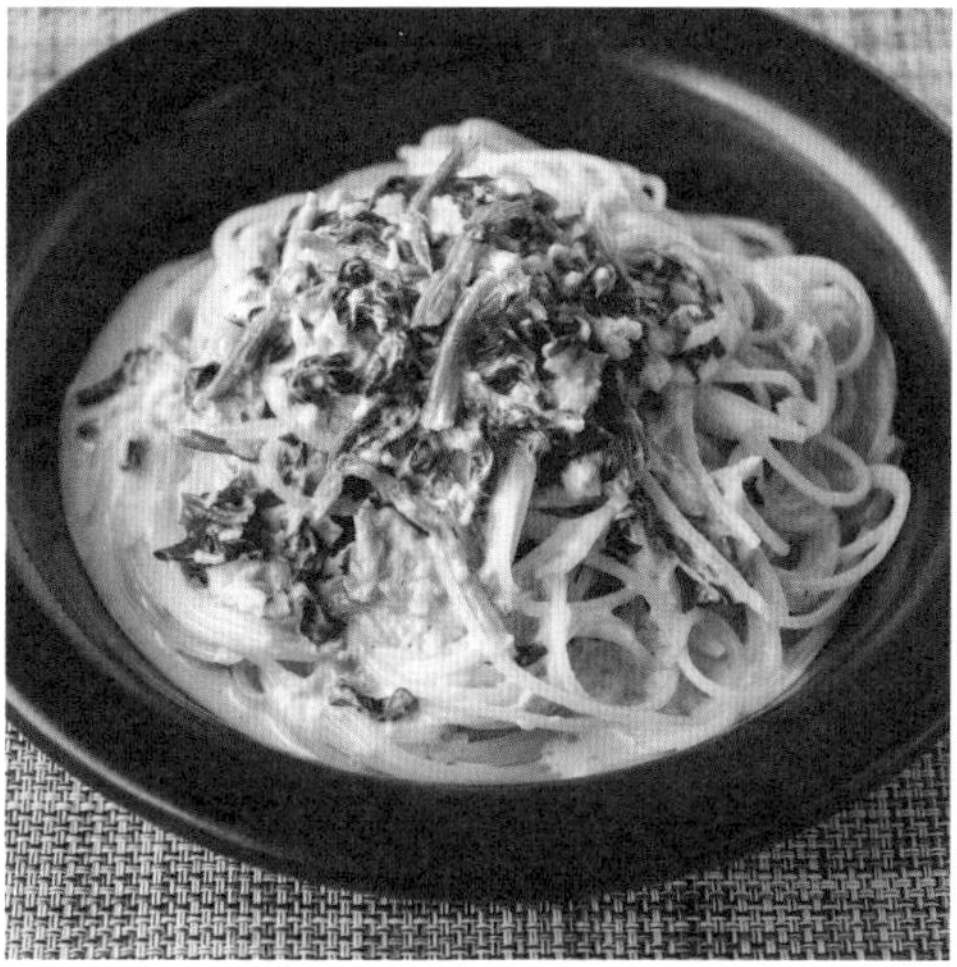

0000 1793

材料（2食分）

- ツナ缶（油漬け）… 1缶
- 冷凍ほうれん草 … 80g
- 無調整豆乳 … 200㎖
- A
  - 固形コンソメ … 1個
  - みそ … 小さじ1
- 塩 … 少々　● コショウ … 少々
- パスタ（乾麺）… 200g

作りかた

1. パスタは袋に表示されたゆで時間より30秒短くゆでる。
2. フライパンにツナ缶（軽く油を切っておく）、冷凍ほうれん草、豆乳、**A**を入れて煮立たせる。
3. **2**に**1**のパスタを加え、塩・コショウで味を調える

主食

火を使わずにつくれる
お手軽一品料理

ツナとオートミールのリゾット

エネルギー … **241kcal**
塩分量 ………… **1.1g**
（1 食分）

0000 1809

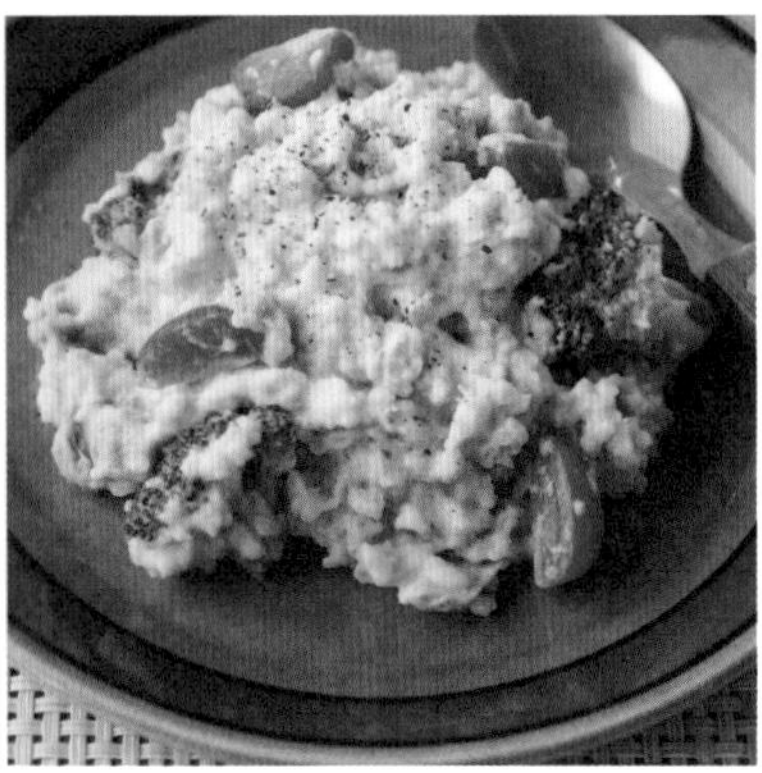

材料（1食分）

- 冷凍ブロッコリー … 50g
- オートミール … 30g
- ミニトマト … 1個
- ツナ缶（水煮）… 1個（70g）
- 低脂肪牛乳 … 150㎖
- 顆粒コンソメ … 小さじ1/3
- ブラックペッパー … 少々

つくりかた

1. 耐熱容器に冷凍ブロッコリーを入れ、600Wの電子レンジで1分加熱する。
2. **1** に4つ切りにしたミニトマト、ツナ缶を汁ごと、その他の材料もすべて加え、ふんわりラップをかけ、600Wの電子レンジで3分30秒加熱する。

副菜

デリ風サラダを
冷凍野菜で簡単に

ブロッコリーとツナのワサビポン酢

エネルギー … **85kcal**
塩分量 ………… **0.9g**
（1 食分）

0000 1816

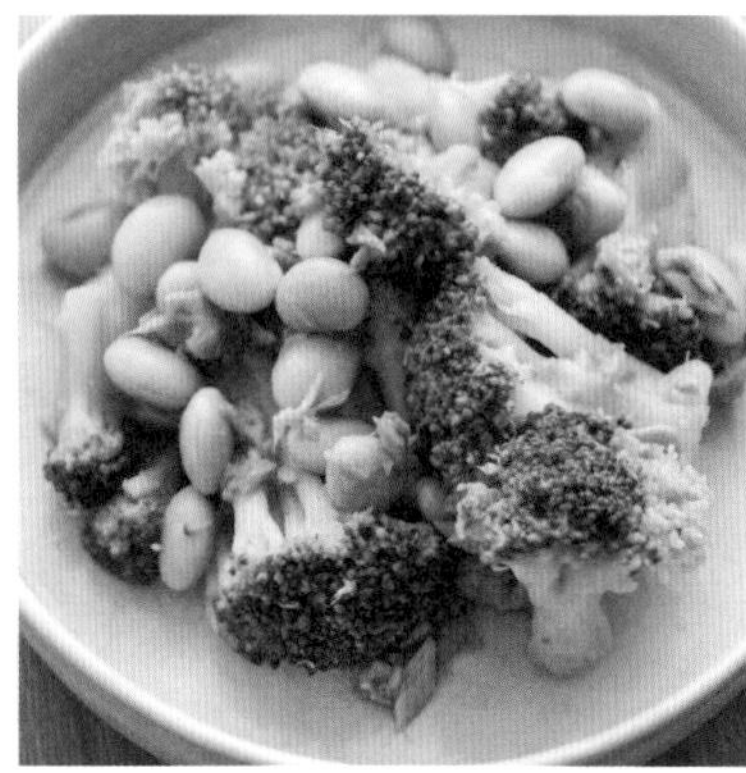

材料（2食分）

- 冷凍ブロッコリー … 125g
- 冷凍むき枝豆 … 50g
- ツナ缶（水煮）… 1/2個（70g）
- A
  - ポン酢しょうゆ … 大さじ1
  - ワサビチューブ … 2～3cm

つくりかた

1. 冷凍ブロッコリーと冷凍むき枝豆は袋の記載通りに解凍する。水気は切っておく。
2. ボウルに **A** を入れて混ぜ、ワサビを溶かしたら、水を切ったツナ缶を入れてよく混ぜる。
3. **2** に **1** を加えてあえる。

サラダチキン

主に鶏胸肉を蒸してつくるサラダチキン。高たんぱくで低カロリー、糖質、脂質も少ないのが特徴です。コンビニやスーパーでもすっかりおなじみとなりました。そのまま食べてももちろんおいしいですが、食材として使うとバリエーションが広がります。手で簡単に割けるので、好みのサイズにしやすく、調理が手軽なのもいいところ。
サラダや麺類、サンドイッチの具にしてもおいしい。淡泊な味なので、いろいろなアレンジを試してみては。

主食

濃厚うまダレが食欲をそそる

サラダチキンとモヤシのあえうどん

エネルギー……371 kcal
塩分量………5.7 g（1食分）

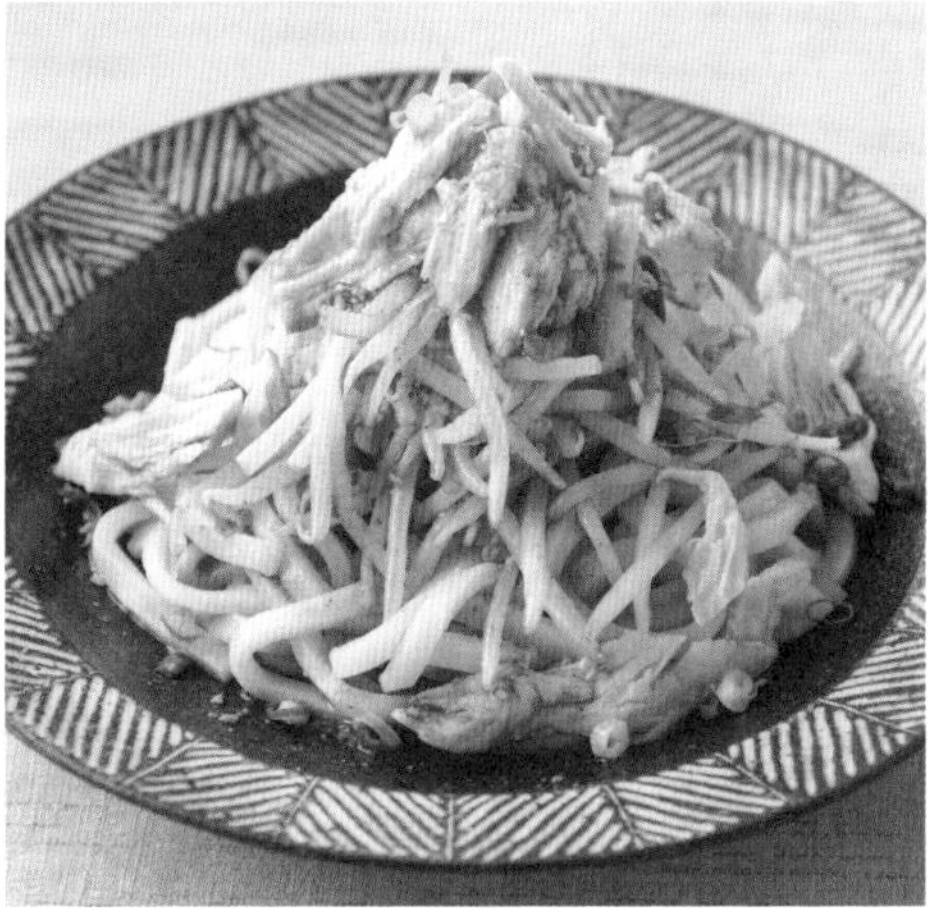

0000 1823

材料（1食分）

- サラダチキン … 1/2 枚（55g）
- モヤシ … 100g
- 冷凍カットネギ … 大さじ 1
- 冷凍うどん … 1玉
- A
  - めんつゆ（3倍濃縮）… 大さじ 2
  - 水 … 大さじ 1
  - すりゴマ … 小さじ 1
  - コチュジャン … 小さじ 1
  - ゴマ油 … 小さじ 1

つくりかた

1. サラダチキンは食べやすくほぐす。冷凍うどんは表示に従い電子レンジで加熱し、ほぐしておく。
2. モヤシを耐熱ボウルに入れ、ラップをして600Wの電子レンジで2分加熱する。
3. 器に **1** のうどんを入れ、**2** のモヤシ、**1** のサラダチキン、カットネギをのせる。混ぜ合わせた **A** を上からかけ、よくあえて食べる。

主菜

具沢山で、
ひと皿で満足度大

サラダチキンのちゃんぽん風煮込み

エネルギー … 228kcal
塩分量 ………… 3.3g
（1食分）

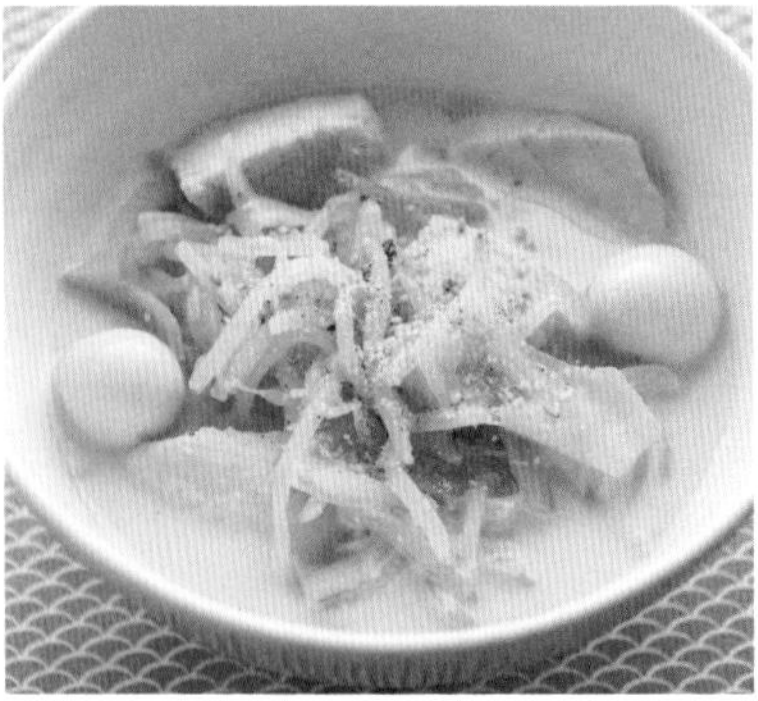

材料（1食分）

- サラダチキン … 1個
- カット野菜（五目野菜炒め用）… 100～130g
- うずら卵（水煮）… 2個
- 水 …100mℓ
- A
  - 豆乳…50mℓ
  - みそ…小さじ1～2（種類によって味をみて分量調整）
  - 鶏ガラスープの素 … 小さじ1
  - ニンニク（すりおろし）… 小さじ1/2
  - ショウガ（すりおろし）… 小さじ1/2

つくりかた

1. サラダチキンは縦半分に切ってから、横1㎝幅に切る。
2. 鍋に水と**1**のサラダチキン、カット野菜（五目野菜炒め用）とうずら卵を入れ、フタをして野菜がしんなりするまで煮る。
3. **2**に**A**を入れて全体に味をなじませる。器に盛り、すりゴマをふる。

副菜

梅のさわやかな
酸味がアクセント

チキンとオクラの梅サラダ

エネルギー … 66kcal
塩分量 ………… 1.9g
（1食分）

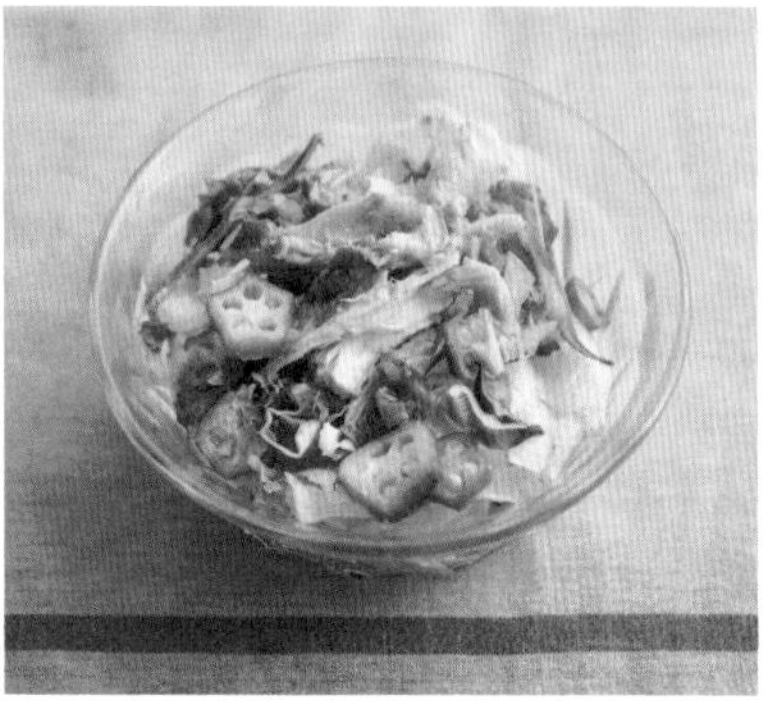

材料（1食分）

- サラダチキン…1/3パック（35g）
- カット野菜（レタス）…40g
- 冷凍刻みオクラ…大さじ2
- 梅干し（小）…1個
- ポン酢しょうゆ…大さじ1
- かつおぶし…少々

つくりかた

1. サラダチキンは食べやすくほぐす。梅干しはタネを取り、細かく刻む。
2. 刻みオクラは600Wの電子レンジで30秒加熱する。
3. 器にカット野菜（レタス）を盛り、**1**と**2**をのせ、ポン酢しょうゆをかける。かつおぶしをちらす。

「練り物」

魚を加工してつくる練り物は、低脂質なうえ、良質な魚のたんぱく質を手軽に摂ることができる優れもの。加熱しなくても食べられる利便性も魅力です。
そのまま食べて、おかずやおつまみに。炒め物や煮物の具としても◎。酢の物やサラダといった副菜に加えると、栄養素がプラスできるだけでなく、ボリュームアップもできて嬉しいですね。冬の風物詩だったおでんも、最近は年中スーパーやコンビニでパックのものが手に入ります。

副菜

ちくわと大根サラダ もずくドレッシング

もずくを汁ごとドレッシングに

エネルギー……72 kcal
塩分量……0.8 g
(1食分)

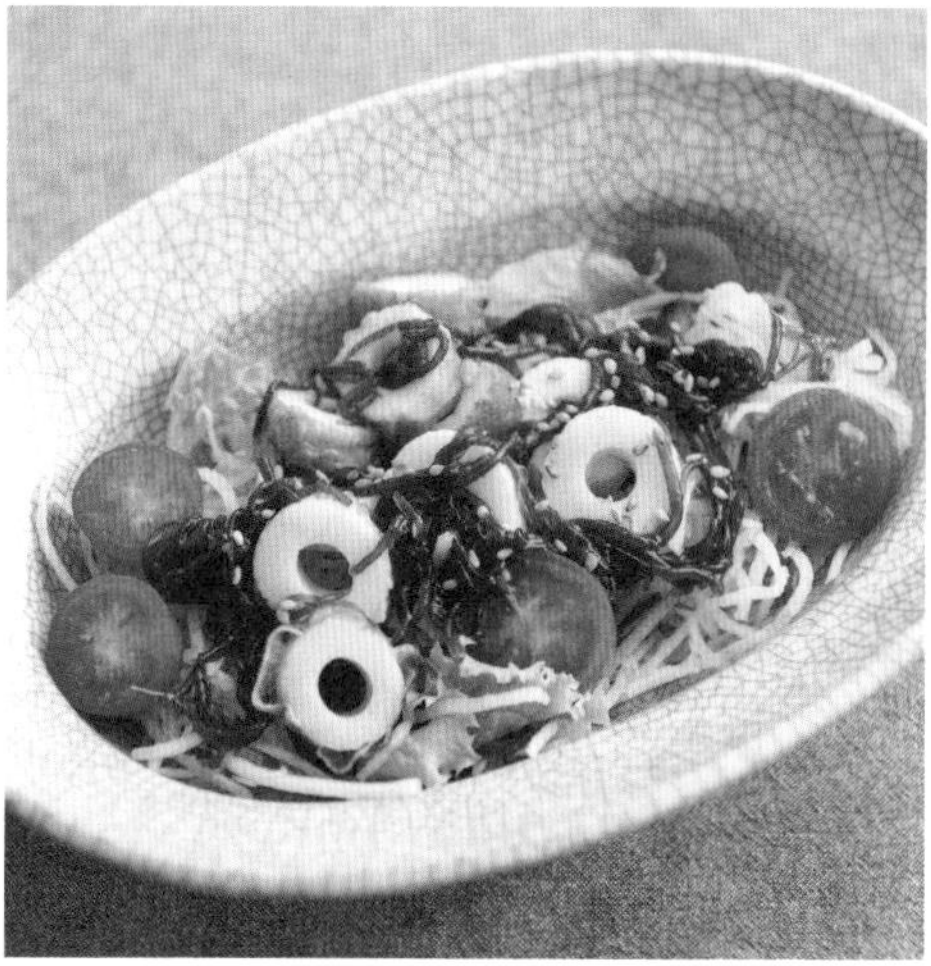

0000 1854

材料(1食分)

- ちくわ … 1本
- カット野菜(大根サラダ) … 60g
- プチトマト … 3個
- 味付もずく … 1パック
- 白ゴマ … 少々
- ゴマ油 … 小さじ 1/4

つくりかた

1. ちくわは輪切りにする。プチトマトはヘタを取り、半分に切る。
2. 器にカット野菜(大根サラダ)と **1** を盛る。
3. 味付もずくを汁ごと上からかけ、白ゴマをちらし、ゴマ油をかける。

副菜 ソーセージの存在感たっぷり

魚肉ソーセージとレタスのコンソメスープ

エネルギー … **75kcal**
塩分量 ……… **1.7g**
（1食分）

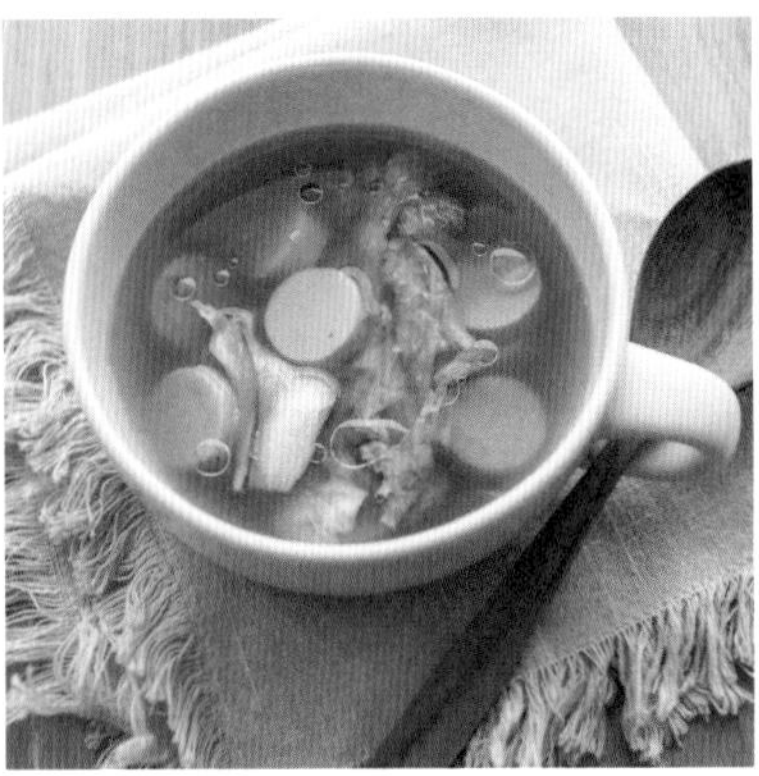

材料（1食分）

- 魚肉ソーセージ … 30g
- カット野菜（レタス）… 40g
- 水 … 150mℓ
- 顆粒コンソメ … 小さじ1/2
- しょうゆ … 小さじ1/2
- オリーブ油 … 小さじ1/2

つくりかた

1. 魚肉ソーセージは輪切りにする。
2. 鍋に水と顆粒コンソメを入れ、強火にかける。沸騰したら**1**を入れる。
3. 弱火にし、カット野菜（レタス）を加えて煮る。しょうゆで味を調え、オリーブ油をたらす。

副菜 うまみが凝縮したしっかり味

かに風味かまぼことほうれん草の海苔ナムル

エネルギー … **67kcal**
塩分量 ……… **1.7g**
（1食分）

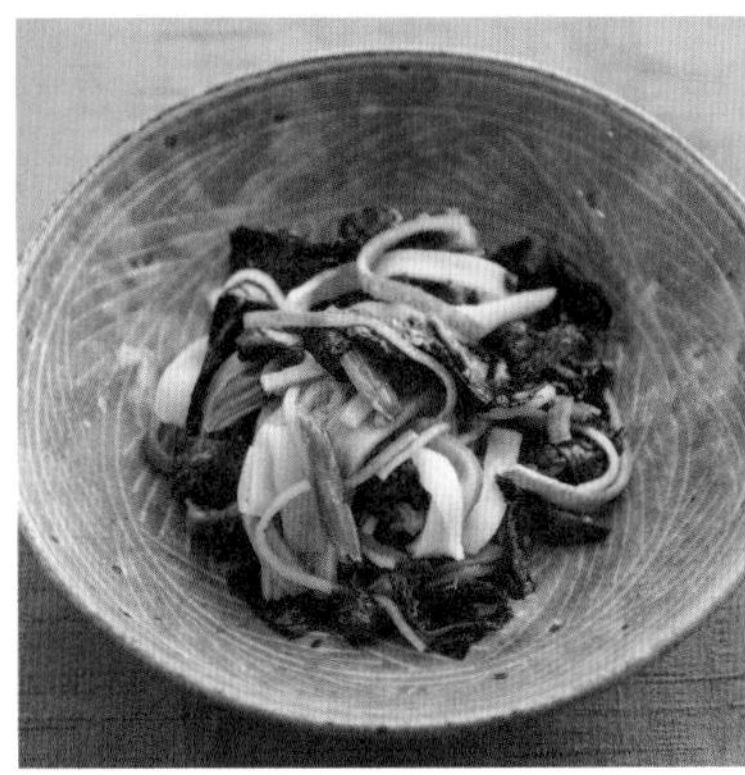

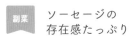

材料（1食分）

- かに風味かまぼこ … 2本
- 冷凍ほうれん草 … 100g
- 焼き海苔 … 1/4枚
- A
  - しょうゆ … 小さじ1
  - ニンニク（おろし）… 小さじ1/4
  - ゴマ油 … 小さじ1/2

つくりかた

1. かに風味かまぼこはほぐす。冷凍ほうれん草は耐熱容器に入れ、ラップをかけて600Wの電子レンジで2分加熱する。
2. ボウルに**1**と**A**を入れて全体的に混ぜる。焼き海苔をちぎって、器に盛る直前にあえる。

［ヨーグルト］

たんぱく質、カルシウムなどが豊富なうえ、腸内環境を整える効果も。さらに便秘解消にもぜひ摂りたい食べ物です。プレーンなものだけでなく、ギリシャヨーグルト、豆乳ヨーグルトなど様々な商品があるので、自分の体に合うものを見つけたいですね。
相性のいい食べ物と組み合わせると、おいしさ・栄養がともにアップ。フルーツ、はちみつ、きな粉、すりゴマ、ナッツなど、不足しがちな栄養素を含む食べ物のトッピングを意識してみましょう。

主菜

市販の黒豆を使ってたんぱく質をプラス

黒豆フルーツヨーグルト

エネルギー……177kcal
塩分量………0.4g
（1食分）

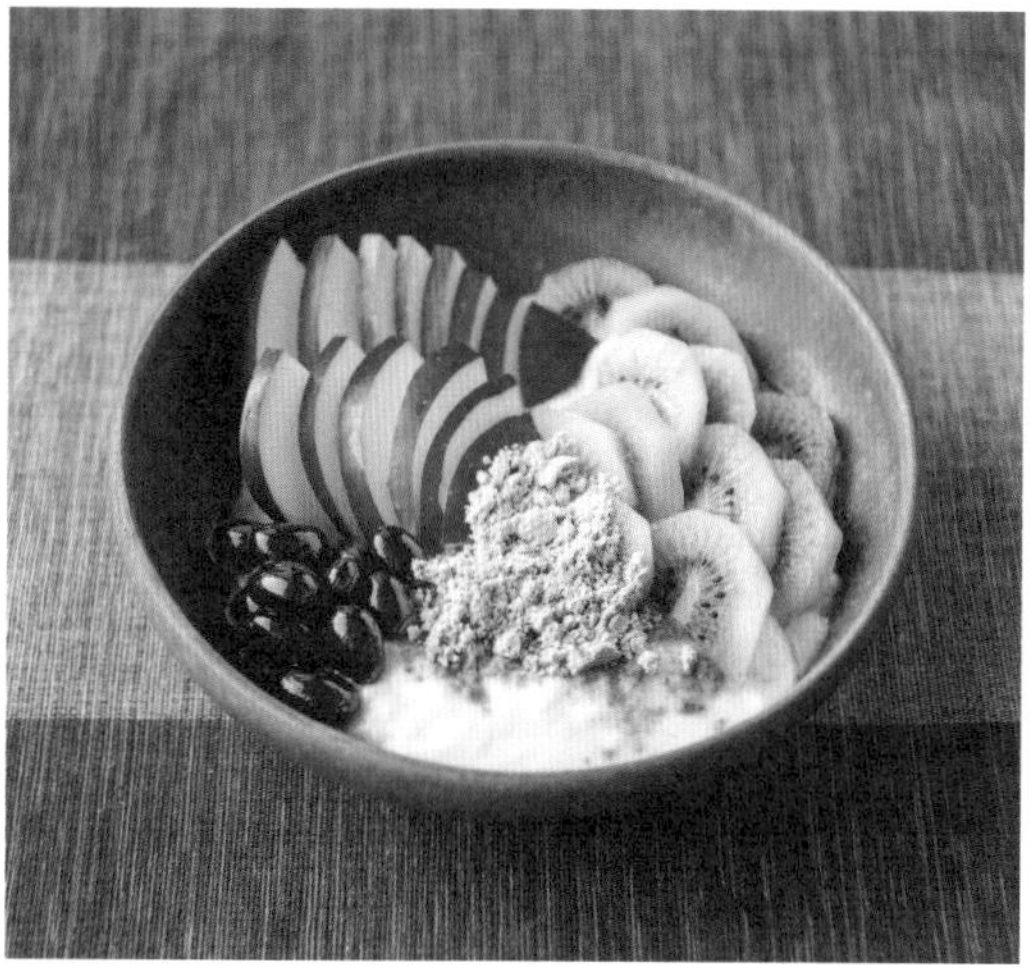

材料（1食分）

- ヨーグルト（無脂肪）… 100g
- リンゴ … 1/4個
- グリーンキウイ … 1個
- 黒豆の甘煮 … 大さじ1
- きな粉（砂糖なし）… 大さじ1

つくりかた

1. リンゴはよく洗って、皮ごといちょう切りにする。グリーンキウイは半月切りにする。
2. 器にヨーグルトを入れ、上に **1** と黒豆の甘煮をのせ、きな粉をふりかける。

主食 ヨーグルトと牛乳とジャムを混ぜるだけ!

ブルーベリーラッシー

エネルギー … **137kcal**
塩分量 ……… **0.2g**
(1食分)

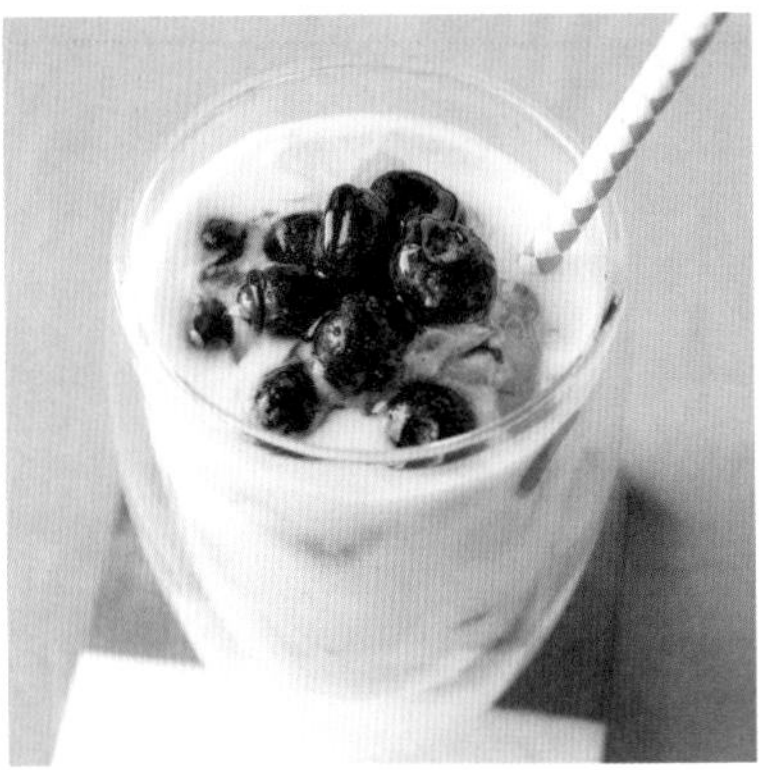

材料(1食分)

- ヨーグルト(無糖)… 65g
- ブルーベリージャム … 15g
- 牛乳 … 80g
- はちみつ … 5g
- 冷凍ブルーベリー … 20g

つくりかた

1. グラスにヨーグルトとブルーベリージャム、牛乳を入れて、スプーンでよく混ぜる。
2. 上からはちみつを1周回しかけ、最後に冷凍ブルーベリーをのせる。

副菜 寝る前に仕込んで、翌日の朝食に

オーバーナイトオーツ

エネルギー … **408kcal**
塩分量 ……… **0.2g**
(1食分)

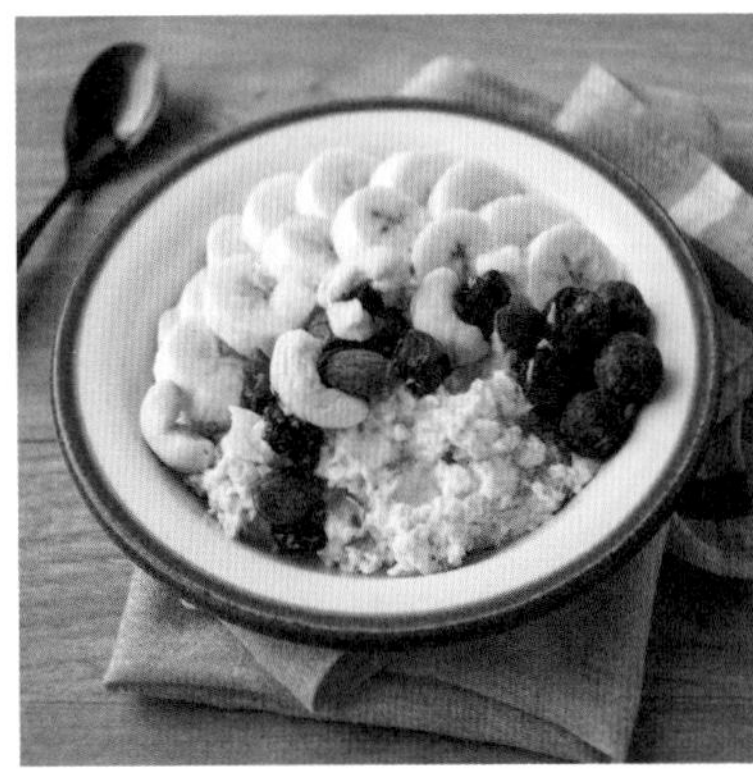

材料(1食分)

- ヨーグルト(無脂肪・無糖)… 100g
- オートミール … 40g
- はちみつ … 10g
- A
  - バナナ…1本
  - ミックスナッツ&ドライフルーツ…20g
  - 冷凍ブルーベリー…15g

つくりかた

1. 食べる前日夜に、器にヨーグルトとオートミールを入れて混ぜ、冷蔵庫に入れてオートミールを一晩ふやかしておく。
2. 冷蔵庫から**1**を取り出し、食べやすい大きさに切った**A**をのせ、はちみつをかける。ココアパウダー、おからパウダーなどのトッピングもおすすめ。

オートミールを活用しよう

What's Oatmeal

巻頭のインタビューでも、
食べやせに成功した方の多くが食事に
取り入れていたのが「オートミール」です。
オートミールの特徴と、
おすすめの食べ方についてご紹介します。

そもそも、オートミールとは?

オートミールとは、オーツ麦（えん麦）を食べやすく加工した全粒穀物のことです。

お湯や牛乳で煮ることでお粥状になり、欧州や米国などの海外では朝食としてなじみのある食べ物。外皮を残したまま加工されるので、皮の部分に含まれる栄養を丸ごと摂ることができ、栄養価が高いのが特徴です。

オートミールに含まれる栄養

たんぱく質・食物繊維・鉄・カルシウム・ビオチンが含まれています。特に食物繊維は玄米の約3倍も！　腸内環境を整えてくれる効果が期待できます。1食分30gで、エネルギーは114kcalと低カロリーなのに腹持ちがいいうえ、低GIで血糖値が上がりにくいのも嬉しいポイントです。

オートミールの食べ方

独特の風味がありますが、料理に使うとクセが気になりにくく、おいしく食べられます。お湯や牛乳でふやかして食べるのが一般的。また、最近人気があるのが「ごはん化」です。水でふやかしたオートミールを電子レンジで加熱すると、炊いたお米のような食感になり、普段の主食として取り入れやすくなります。

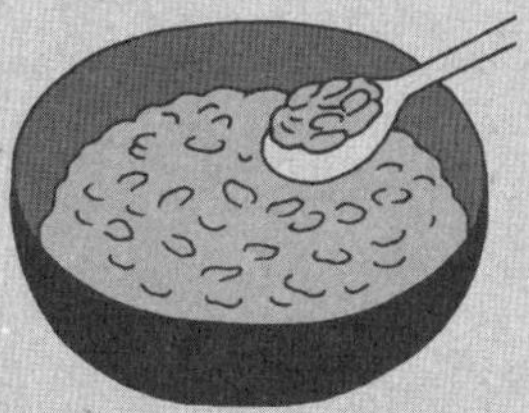

メーカーにより、食感や味が異なりますので、お好みの種類や食べ方を探してみてくださいね。

CHAPTER 3

意外と知らない？誤解と正解

「食と健康」の新常識

食べ方や食べ物について「常識」と思われていたことも、
時を経て変わったり新事実が発見されたりしています。
最新の知識にアップデートしていきましょう。

誤解

✕ カロリーゼロの飲み物は、いくらでも飲んでもOK！

正解

◎ カロリー・糖質は控えられるが、飲みすぎ注意

カロリーゼロの甘味料には大きく3種類あります。ひとつ目はステビア、羅漢果《らかんか》など植物から採取される天然甘味料、ふたつ目が化学的に合成されたアスパルテームやスクラロースといった人工甘味料、みっつ目がキシリトールなどの糖アルコールに分類されるものです。これらは少量で強い甘味を持ちながら、飲んでも血糖値が上がらないとされています。**しかし2023年にWHOから発表されたガイドラインで、人工甘味料および天然甘味料の利用は長期的には体重コントロールと関連がないことが示唆されました。**低カロリーで糖質オフできるのは確かですが、砂糖と同じような甘さを体が覚えているため、「甘いものが好き」という、その人の食嗜好自体は変わらないことに起因しているのではないか、という見解がなされています。特に人工甘味料については、たまに利用する程度に留めることをおすすめします（糖尿病の方は血糖コントロールには有用なため、このガイドラインの対象から除外されています）。

誤解 ✕ 血中コレステロール値が高いと、卵は食べてはいけない

正解 ◎ 1日に1~2個ぐらいなら問題なし

「卵は血中コレステロールの数値を上げる原因になるから、食べすぎに気をつけたほうがいい」。この話、どこかで聞いたことがありますよね。食品中のコレステロールは主に鶏卵や魚卵に多く含まれますが、2015年に国のガイドラインが改訂されるまでは、摂りすぎによって血中コレステロール値に悪影響があると考えられていたため、食品からのコレステロール摂取の1日の上限は男性750mg、女性600mg、脂質異常症の場合は300mgまでという基準がありました。普通サイズの卵1個に200mg程度のコレステロールが含まれているため、血中コレステロール値が高い場合は「卵の食べすぎに注意」と言われ続けていたのです。

ところが研究が進むうちに、食品中のコレステロールが血中のコレステロールに与える影響は以前考えられていたほど大きくないことが明らかになりました。**現在は、食品から摂取するコレステロールよりも、体内で生成されるコレステロールの方が血中**

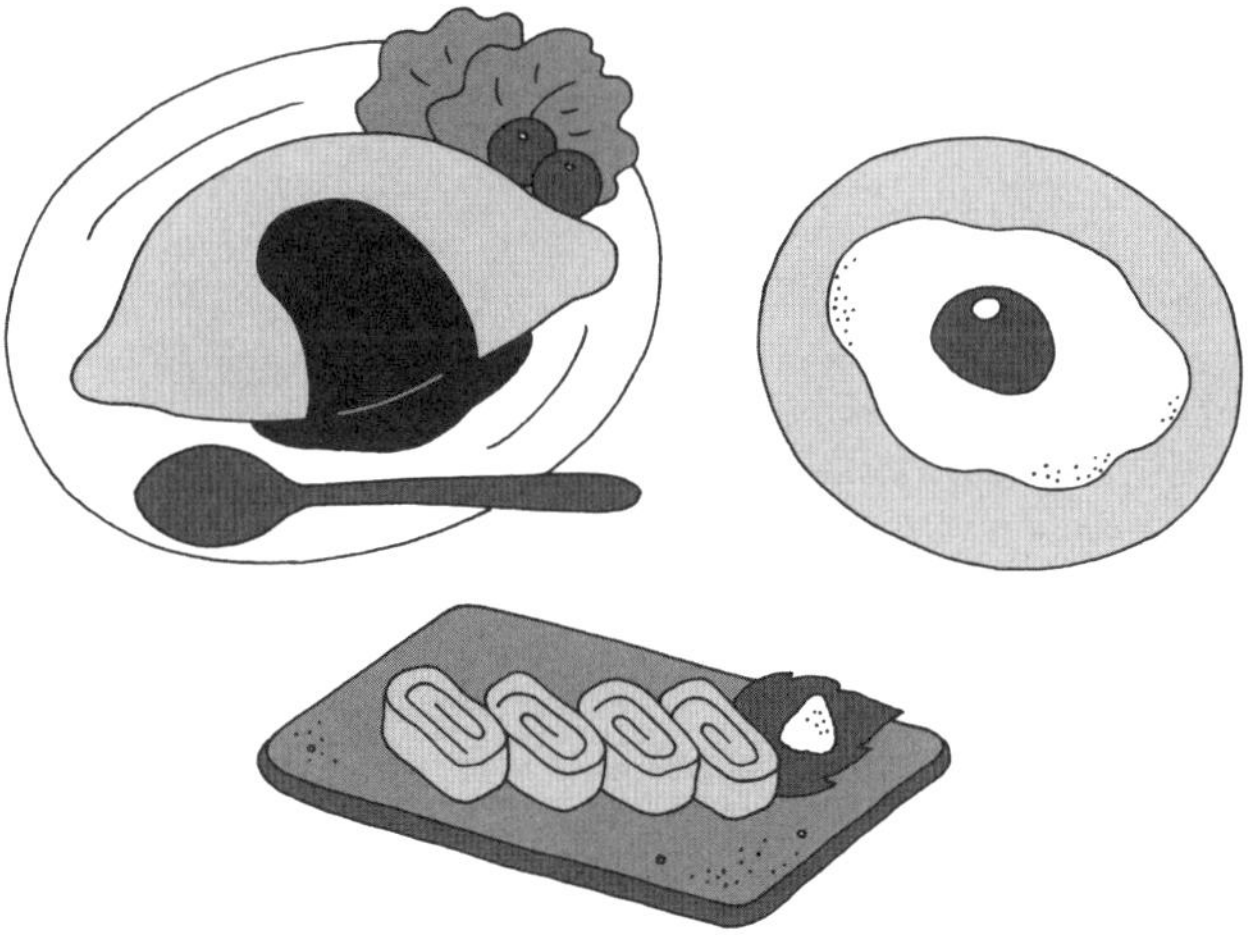

コレステロールに大きな影響を与えると考えられています。中でも悪玉コレステロールであるLDLコレステロール値を上げる原因になる飽和脂肪酸の摂りすぎの影響が大きいという考え方に変わっています。

卵はビタミンCと食物繊維、炭水化物以外の栄養素をすべて含む栄養豊富な万能食品です。手軽に摂れるたんぱく質食材でもあり、不足がちなビタミンAの供給源になります。もともと日本人は卵が好きな人が多いですが、目玉焼きやオムレツなど、朝食だけでも手軽なレシピが多くあります。

とはいえ動物性食品ですから、好きなだけ食べていいわけではありません。1日1～2個程度を目安にするとよいでしょう。

誤解

✕ 有機野菜は普通の野菜より栄養価が高い

正解

◎ 栄養価は一概に優れているとは言えない

有機野菜は栄養価に優れているイメージがありますが、通常栽培の野菜よりも栄養価が高いかどうかは研究結果にもばらつきがあり、一概に優れているとは言いきれないのが本当のところです。そもそも有機野菜とは、化学肥料や農薬を使わずに育てた野菜のこと。野菜の栄養価は育てた土壌の栄養状態に影響を受けたり、栽培地域や収穫時期によっても異なります。有機農法以外で育てた野菜でも、土壌が肥えている場所で採れたものは、栄養価は同じようにあると言えそうです。

そもそも日本国内の農薬や化学肥料の利用基準や残留農薬の基準はとても厳しいものなので、健康維持という観点では、農薬や化学肥料を使うことにそこまで神経質になる必要はありません。有機野菜は化学肥料を使わないため地球環境を健全に保つことにつながるという観点もありますので、栄養価の側面だけではなく、何を選ぶかは個人の考えや価値観で選んでみてください。

誤解 ✕ 添加物は絶対に避けるべき

正解 ◎ 特定のもの以外は極端に気にする必要なし

食べ物に意識を向け出すと気になるのが、食品添加物。「加工食品は体によくないのでは……」「添加物が入っているなら買わないほうがいいのかな」と心配になりやすいかもしれません。

しかし前項の農薬や化学肥料と同様、現在の食品の中に含まれている添加物は、国が厳重な調査を重ねて、長い期間をかけて食べても問題のないものが認可されています。例えば、お菓子に含まれている人工着色料も、子どもの頃に見たり食べたりしていたものと比べると、ずいぶんと自然な色合いになってきたと思いませんか？

このように食品添加物は都度更新されていますので、極端に意識しすぎなくても大丈夫。**ただしできれば避けたいのが、マーガリンやショートニングなどの油脂を加工する際に生成されるトランス脂肪酸。**これらの摂取量と人の体に与える影響はまだ研究の途中にありますので、摂りすぎは控えたほうがいいでしょう。

誤解

✕ コンビニの食べ物はカロリーも値段も高い

正解

◎ 手頃かつ栄養価の高いメニューが増えている

ひと昔前ならば「おにぎりやジャンクフードを買う場所」というイメージが強かったコンビニ。商品の値段もスーパーに比べると割高感が否めない印象でした。ところが近年、コンビニでは、単身や二人暮らしなど、人数が少ない世帯向けのおかずのラインナップが充実。**食材を大量に買って余らせてしまうよりも、効率的に買い物ができる場所になってきました。**あともう一品つくるのが面倒だなと思うときは、個包装のお総菜を買えば、手軽に副菜を一品プラスできます。

さらに最近では、各コンビニごとに、1日に必要な野菜量の半分が摂れるサラダやパスタなどのメニューも増えてきています。市販品はどうしても塩分量が多くなりやすいのでそこは気をつけつつ、上手に活用してみましょう。また「こんな組み合わせ方があるんだな～」「これならば自分でもつくれそう」など、メニューのアイデアやヒントをもらえる場所としても楽しめるはずです。

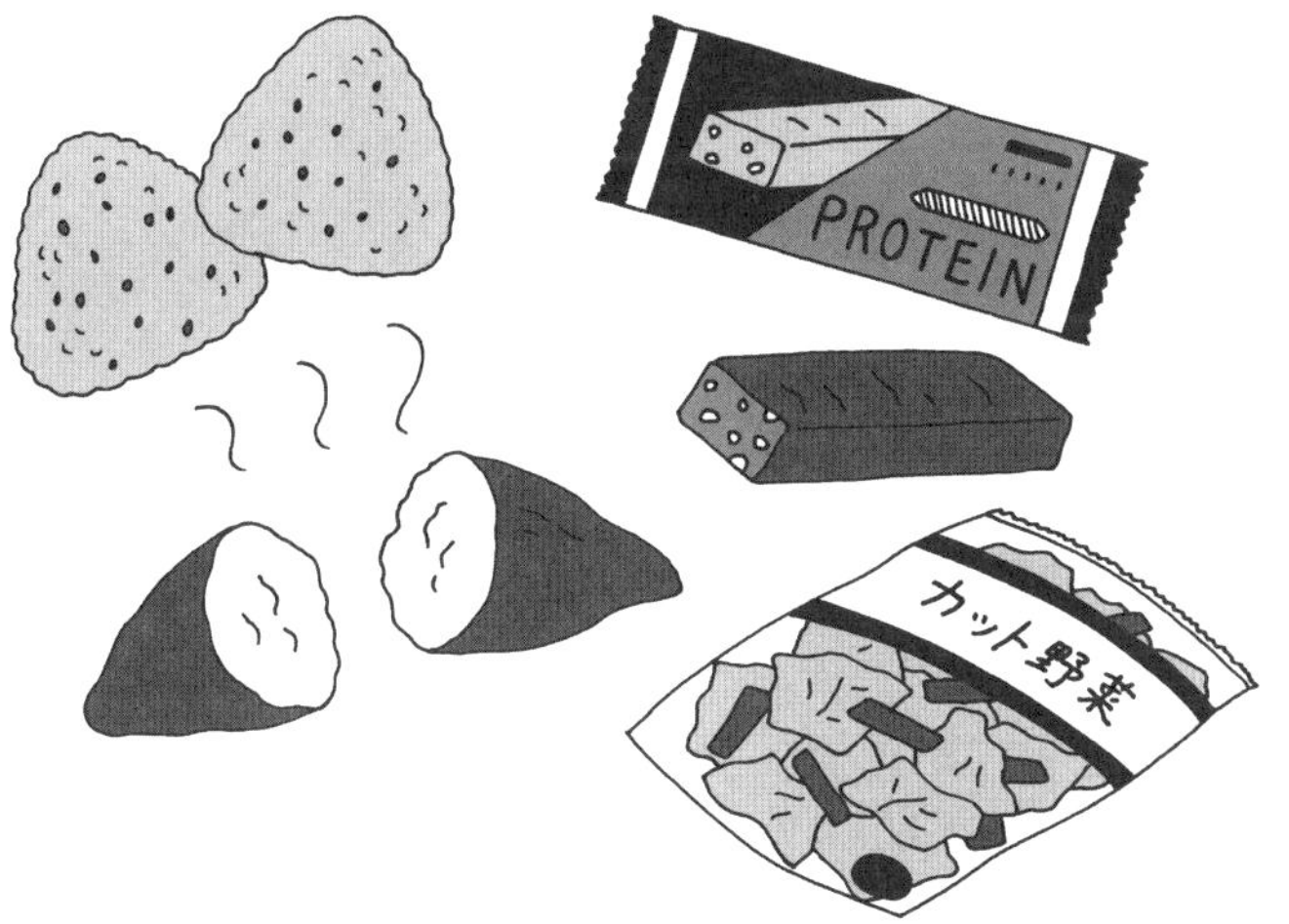

コンビニで売られている便利な食べ物をご紹介します。まずは切干大根など、単身世帯や二人暮らしだと、大量につくりすぎてしまいそうなもの。コンビニでは個包装のパックで売られていることが多いので、必要な量を副菜として追加できます。おからも、今やコンビニのお総菜コーナーで売られています。

家でご飯とみそ汁だけつくっておき、コンビニでお魚やお肉の主菜を一品、そして副菜をいくつか買えば、栄養バランスが整う「定食」の完成です。もちろん毎日では値段が張りますが、たまにはコンビニの力を借りて、料理の息抜きをするのもよいものです。

誤解 ✕ 鉄分豊富な食べ物といえば、ひじきの煮物

正解 ◎ 実は、思ったほどの鉄分は含まれていない

ひじきは昔から「鉄分が豊富な食べ物」と言われてきました。ところが日本食品標準成分表２０１５年度版の発表時に、実は以前ほど鉄分が含まれていないことがわかりました。なぜこのような誤解が、「栄養の常識」として通っていたのかというと、昔はひじきを加工する調理窯に鉄製の窯が使われてきた経緯があります。調理する釜をステンレス製にしたところ、鉄分が１００gあたりで58・０gから６・２gと約９分の１になってしまったのです。そう、加工中の窯からしみ出していた鉄分をひじきが吸収し、栄養分の数値を押しあげていたんですね。まるで冗談のような、ちょっと不思議で本当の話です。

というわけで、ひじき自体に鉄分はそれほど多くは含まれていないものの、低カロリーかつ食物繊維やカルシウムたっぷりの、栄養価の高い食材であることには変わりありません。 ぜひ積極的に食べましょう。

図7　鉄分を多く含む食べ物（1人前で計算）

主　菜	副　菜
牛ヒレステーキ（100g） 2.8mg	大豆五目煮 2.8mg
イワシのつくね 2.2mg	小松菜のお浸し 1.2mg
肉豆腐（肩ロース・脂身なし+木綿豆腐） 2mg	ほうれん草のサラダ 1.2mg
砂肝のガーリック炒め 1.4mg	豆腐サラダ 1.0mg

更年期の女性は、閉経前のホルモンバランスの変化により、月経量が一時的に増えて貧血気味になる場合もあり、鉄分はしっかりと補給しておきたい栄養素です。

鉄分が多く含まれている食べ物といえば、まずはレバーや赤身肉。植物性たんぱく質ならば大豆や豆腐、豆乳などの大豆製品。野菜ならばほうれん草、小松菜に鉄分が多く入っています。例えば冬の時期なら、これらの野菜を入れた豆乳鍋などは、手軽に鉄分を補給できるメニューです。

またひじきの話ではないですが、鉄素材の調理器具を使うと、食材に鉄分を加えることは可能です。鉄分不足が気になる人は、検討してみてもいいかもしれません。

誤解

✕ 発酵食品はどれだけ食べても体にいい

正解

◎ 塩分が気になるものも。摂りすぎにはご用心

微生物の働きを利用して、食材の風味や保存性を高める発酵食品。みそや酢などの調味料、ヨーグルトやチーズ、キムチや納豆、ぬか漬けなど独特の風味やコクがあるおいしい食品が多いですよね。発酵食品には善玉菌が多く含まれるため、腸内環境の改善に役立つというメリットがあります。

そんないいことだらけの発酵食品、好きなだけ食べていいかと思いきや、意外な落とし穴があります。**発酵食品には、塩分が高いものが多いのです。**例えばキムチやぬか漬けなどはご飯と相性がよく、いくらでも食べられてしまいますが、だからといって鉢いっぱいに食べると1日の塩分の摂取量をあっという間にオーバーしてしまいます。みそも減塩のものを使うなど、摂りすぎには気をつけましょう。

ヨーグルトの場合は、塩分は問題がありませんが、食べすぎると脂質がオーバーに。こちらも脂質が少ないものを選ぶといいですね。

誤解 ✕ プロテイン飲料でたんぱく質は十分に摂れる

正解 ◎ たんぱく質以外の栄養が偏りがちに。補助的に使おう

「プロテイン飲料を飲むとダイエットになる」「やせる」という認識が、巷に広まっているようです。でもこれも、1食をプロテイン飲料で済ませる、いわゆる〝置き換えダイエット〟をしたときの話。**プロテイン飲料からたんぱく質はもちろん摂れますが、それだけに頼っていると、栄養が偏ってしまいます。**

たんぱく質は体をつくる大事な栄養素なので、50代以上にはぜひ摂っていただきたいもの。1日の摂取量は、体重1kgあたり1gが目安。60kgの方であれば、60gということになります。チキンソテー（100g）で26g、焼鮭ひと切れ（80g）で20gなので、3食きちんと主菜のある食事を食べていれば、摂れる量です。健康的に食べてやせることを考えると、まずは3食ちゃんと食べること。それでもたんぱく質が不足傾向だったり、食欲がわかなかったりするときに、朝食代わりに利用するなど、プロテインは補助的な存在として活用することをおすすめします。

誤解

✕ サプリメントを摂れば栄養は補給できる

正解

◎ 不足分を補える点では効率的。摂りすぎには気をつけて

食事だけでは補いにくい栄養素も確かにあるので、サプリメントの力を借りて補給をするのはアリ。ただし取り入れる際は、次のポイントを意識してみてください。

まず3食の食事をしっかりと食べることが基本で、あくまで不足分を補うことを意識して。次に、国産ものと、輸入ものの違い。国産メーカーのサプリメントは、日本人の1日の栄養摂取基準量などにもとづいてつくられているものが多いのですが、海外メーカーのサプリメントは、メガドーズといって通常推奨される量をはるかに超える量のビタミンやミネラルが入っているサプリメントもあります。**特に、脂溶性のビタミンA、D、Eや鉄、カルシウム、亜鉛などの一部のミネラルは、摂りすぎてしまうと体の中に蓄積されて、長期間続くと健康を害することもあります。**あすけんのような食事管理アプリでご自身の必要な量を知り、食事から補えない分だけを摂る

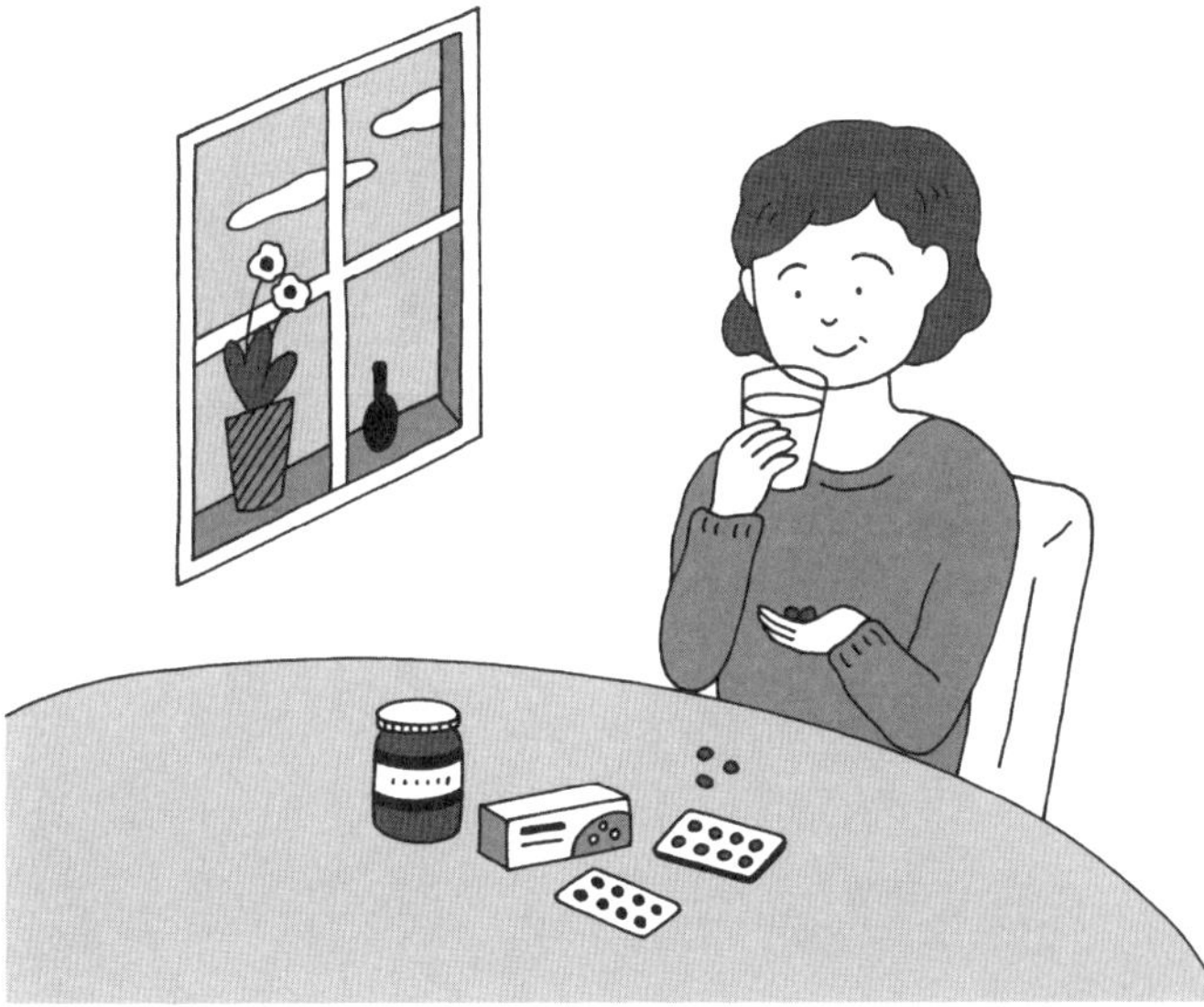

ようにするとよいでしょう。

食事で必要な量を摂りにくい栄養素のひとつに、亜鉛があります。亜鉛は免疫機能の維持やホルモンの生成に関わっており、不足すると味覚障害や疲労感を感じやすくなります。1日の推奨摂取量は男性11㎎、女性で8㎎。この推奨量を摂れるように、食べ物とサプリメントを組み合わせて摂取してみるといいですね。

食べ物だと、牡蠣、レバー、牛肉、納豆や、がんもどきなどに含まれています。オートミールにも入っているので、サプリメントに抵抗がある人は、まずはオートミールを朝食に取り入れてみてもいいでしょう。

誤解
✕ 食品のコゲはがんの原因になる?

正解
◎ 頻度から考えると健康被害のリスクは限定的

昔から言われている「コゲを食べるとがんになる」。皆さんも、どこかで一度ぐらいは耳にしたことがある説ではないでしょうか。

食品の焦げた部分にはがんを引き起こす可能性のあるいくつかの化学物質が含まれていることがわかっています。とはいえ、ここで冷静に考えたいのが、食品の焦げた部分を食べる頻度です。焼肉やバーベキューで、たまに焦げてしまうことはあると思いますが、丸焦げ状態になったらそのまま食べる方は少ないですよね。フードロスでもったいないことをしてしまったと思いつつ、避けるのがほとんどかと思います。このような状況を考えると、1年の中でたった数回、コゲを口にしてしまったとしても、そのことが原因で健康被害を引き起こす可能性はかなり低いと考えていいでしょう。

がんを引き起こす原因は多岐にわたります。**あまり神経質になりすぎずに、コゲがあったらその部分は残すようにしましょう。**

誤解 ✕ 油は肥満のもと。なるべく摂らないほうがいい

正解 ◎ 質のいい油は、ダイエットの強い味方！

ダイエットで気になりがちな〝脂質〟の量。確かに油の摂りすぎは、体脂肪の蓄積につながります。また、本書で何度も触れたように、肉や乳製品などに多く含まれる飽和脂肪酸の摂りすぎは、悪玉コレステロールと呼ばれるＬＤＬコレステロールの値を増やし、動脈硬化などの生活習慣病の原因にもなります。

ただし油は、摂る種類によっては、体にいい影響をもたらします。**その代表格が、マグロや鮭、サバなどに含まれるＤＨＡ、ＥＰＡと呼ばれる多価不飽和脂肪酸です。**50代は若い頃と比べると、記憶力の衰えを感じることが多くなると思いますが、これらは脳の認知機能の維持にも役立つと言われていますので、積極的に摂りたいですね。ビタミンＡ（βカロテン）に代表される脂溶性ビタミンを多く含む緑黄色野菜は、油と一緒に食べることで栄養吸収率が高まる効果も。油を必要以上に恐れずに、種類によってかしこく使い分けましょう。

誤解 ✕ 糖質を断てばラクに体重を落とせる

正解 ◎ 適度な糖質は必要。ダイエット中も抜かないで

一時期流行った、「糖質抜きダイエット」。もっともわかりやすいのは「主食の炭水化物を抜く」ものでしょうか。確かにパンやお米のような糖質が多い炭水化物の摂取量を減らすと、一時的に体重もダウンします。糖質オフが体重減につながるのは、人間の体が持つ水分の量と関係しています。もともと人体の約50％を占めているのは水分です。糖質は水分を体に蓄える役割を備えているため、量を控えると体内の水分量が減る→短期間で体重が落ちて減量に成功した！という感覚になるのです。**糖質制限による短期間の体重減は体脂肪ではなく水分が減っているだけ、ということも。**

ダイエット中に体重が落ちるのは何よりもモチベーションになります。そういう意味では、やる気につながるかもしれませんが、糖質も体に必要な栄養素です。糖質制限を考えている人は、毎食ではなく、夕食だけご飯を抜くか、量をいつものお茶碗の半分に減らす程度にしておいてください。

糖質（炭水化物）は1日に最低でも130g程度摂ることをおすすめしています。糖質は極端に不足すると、頭がぼーっとしたり、疲労感を感じたりすることがあります。また筋肉をつくるときにはたんぱく質だけでなく糖質も必要であるため、極端に制限すると代謝が落ち、結果的にやせにくい体質になることも。この糖質130gの目安は、ご飯をお茶碗に小盛り2〜3杯程度の量。

摂取する糖質の種類も、意識してみましょう。積極的に摂りたいのは、米、麺、イモ類など、食物繊維が含まれた糖質です。オートミールも、食物繊維がたくさん含まれている優秀な主食。

炭水化物に含まれる食物繊維は、血糖値の急上昇を抑制し、肥満リスクを軽減します。お米や麺、イモ類に含まれる甘味は、決して強くはありませんが、よく噛むと、じんわりと優しい甘味が感じられるのもいいところですね。

息抜きにお砂糖を使ったケーキやクッキーを食べるのも悪くありませんが、主食となる炭水化物が持つ自然な甘味を噛みしめるのも、「食べやせ」から得る楽しみのひとつと考えるといいかもしれません。

誤解
✕ カット野菜には、ほとんど栄養が残っていない

正解
◎ 栄養は残っているので、野菜不足のときは活用を

スーパーやコンビニで売られているカット野菜。そのままサラダで食べたり、炒め物や鍋物に使うときに便利ですよね。カット野菜に「栄養がない」と言われてしまうのは、加工の工程で長時間水洗いしたり、野菜を切ってから時間が経っていることから、栄養素の損失があると思われていることに起因しています。

実際に、加工や時間経過で失われる栄養素はありますが、大きく影響があるのはカリウムやビタミンC、葉酸などの水溶性ビタミン。それもすべて失われるわけではありません。最近のカット野菜の加工技術は進化していて長時間は水にさらさず、高速で処理がされており、自宅での水洗いと大きくは変わらないと考えられています。またキャベツやレタスなどに含まれる食物繊維は、時間が経ってからも失われにくい栄養素です。**「切ってあるから栄養がない」と思い込まず、いつもの食事に一品追加して、手軽に野菜の量を増やしてきましょう。**

誤解 ✕ やせるために1日に水を2ℓ飲むべき

正解 ◎ 「水を飲む」＝「やせる」とは言いきれない

「水をたくさん飲むとダイエットに効果がある」とよく言われていますが、エビデンスに乏しく、今の段階で「水を飲む」＝「やせる」と言いきるのは難しそうです。

1日に必要な水分の量について日本では明確な基準は定められていません。一般的な目安として、アメリカでは、成人男性には約3・7ℓ、成人女性には約2・7ℓの水分を毎日摂取することを推奨しています。これは、飲料水として摂取する水だけではなく、料理や食べ物の中に入っている水分も含まれます。**日本人の場合は、水分含量が多いお米や汁物、スープを飲む機会が多いので、1日1ℓ程度は料理から摂っていると仮定すると、水分として男性で2・7ℓ、女性で1・7ℓ程度を目安にするとよさそうです。**脱水症状を予防するためにも、「今日、どれだけ水分を摂れているのか」を、少し気にしてみるといいでしょう。また、必要な水分量は、運動習慣や気候などの環境によっても左右されます。

誤解

✕

便秘解消には根菜類を食べるに限る

正解

◎

根菜だけで腸内環境を整えるのは難しい

「便秘を解消するためには、根菜類をたくさん食べるといい」。そんな思い込みを抱いている方も少なくないと思います。確かに根菜をはじめとする野菜には、食物繊維がたっぷり含まれますが、**便秘を解消する際には「水溶性」「不溶性」それぞれの食物繊維を意識することが大事。**

水溶性の食物繊維には便をやわらかくする効果が、不溶性の食物繊維には便のかさを増やして便通を促す効果があります。毎日お通じはあるけれども、コロコロとした便に悩んでいる方は、水溶性の食物繊維を多めに食べたほうがいいでしょう。逆に便通自体が少ない方は、豆類やきのこ類などで不溶性の食物繊維を摂り、便のかさ自体を増すように腸内環境を整えていくといいですね。

例えばコロコロ便タイプの方は、ゴボウや里芋といった根菜をベースに、海藻など水溶性の食物繊維が多いものをプラスするなど、体調に合わせて食べるものを追加するのがおすすめです。

図8　食物繊維を多く含む食べ物（1人前で計算）

副　菜	豆　類	海　藻
ひじきの煮物 3.4g	納豆1パック（50g） 4.8g	寒天（ゼリー状130g） 2.0g
五目豆 7.8g	枝豆ひとつかみ（50g） 1.2g	ひじき（10g） 5.2g
きんぴらゴボウ 3.4g	ゆで大豆 1人分（50g） 4.3g	刻み昆布（5g） 2.0g
切干大根の煮付け 1.9g	ひよこ豆 1回量（30g） 3.5g	乾燥わかめ（2g） 0.6g
高野豆腐の含め煮 0.9g	おからパウダー（大さじ1） 2.6g	もずく（1パック） 0.7g

食物繊維が多い食べ物というと、野菜をイメージしがちですよね。もちろんそれは間違っておらず、たくさん食べていただきたい食材です。でも野菜類のほかにも、食物繊維が豊富な食材は、意外とたくさんあります。リンゴやキウイ、海藻のほか、大豆やもち麦などの穀類にも多く含まれています。今やダイエットの強い味方とされているオートミールは、水溶性食物繊維が多く含まれている優秀な食べ物。適度な量を食べることで、腸内環境を整えてくれます。

誤解 ✕ 米粉はダイエット向きのヘルシー食材

正解 ◎ 小麦粉と比べて低カロリーなわけではない

米粉というと、なんとなくヘルシーな印象がありますよね。〝米粉パン〟〝米粉パスタ〟と書いてあると、カロリーも低いのでは？と思う人もいるかもしれません。しかし米粉とは米を粉にしたもの。**カロリー自体は小麦粉と比べて特別に低いわけではありませんので、「ダイエットにいい！」と、たくさん食べすぎては本末転倒です。**

ダイエット中も「パンを食べたい」という場合には、米粉パンや普通の小麦粉パンよりも、ブランパンと呼ばれるような、小麦ブラン（小麦ふすま）を使ったパンもおすすめです。ブランパンは食物繊維が豊富で糖質が少ないのが特徴です。そこにチーズを挟むと、ブランパンの食物繊維に加えて、カルシウムも摂ることができます。

米粉は小麦粉とはまた違った風味や食感が楽しめますし、グルテンアレルギーなど、体質的に小麦粉が合わない方にとっても安全な食材なので、上手に活用してくださいね。

誤解

✕ ファスティングは健康にいい

正解

◎ 体質によって合う・合わないがある

3日~数日など、決められた期間に酵素などを含んだドリンクだけを飲み続けるファスティング。日頃、動き続けている消化機能をリセットさせるダイエット法として広まっています。ファスティングを終えたあとには、代謝が上がった、体重が減った、過剰な食欲から解放された、メンタル的にすっきりした、などの感覚を持つ方もいるようです。

ただしファスティングは、万人におすすめできる方法ではありません。**人によってはファスティング中に頭痛がした、体が冷えている気がする、という感覚を持つ方もいます。**もちろん試すこと自体は悪くはありませんが、体力や体調は人それぞれ。安全を考えて医師の指導を受けられるところで、計画をたてて実行することをおすすめします。ファスティング中に少しでも異変を感じたら、すぐに中止しましょう。

50代からは、本書で述べてきたように、「しっかり食べて、健康的にやせる」をぜひ実践していただけたらと思います!

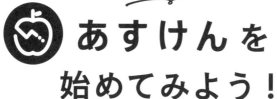

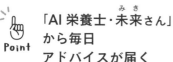

Let's TRY!

あすけんを始めてみよう！

あすけんは食事画像やバーコードを読み取るだけでカロリーや栄養素が表示され、ご自身に合った目標摂取エネルギーや各種栄養素に対する過不足がひと目でわかる、あらゆるライフステージの食の課題と向き合う食事管理アプリです。無理なく健康的にダイエットをトータルサポートします。

GET! APP

スマホアプリのダウンロードはこちらから

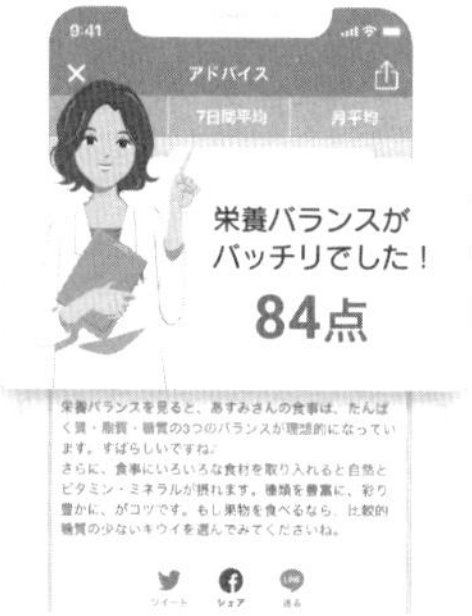

9:41
アドバイス
7日間平均
月平均
栄養バランスがバッチリでした！
84点

「AI栄養士・未来《みき》さん」から毎日アドバイスが届く

Point

食事記録に基づき、その日の食事を「あすけん健康度」で採点し、AIが自動で管理栄養士監修のダイエットアドバイスをお届けします。

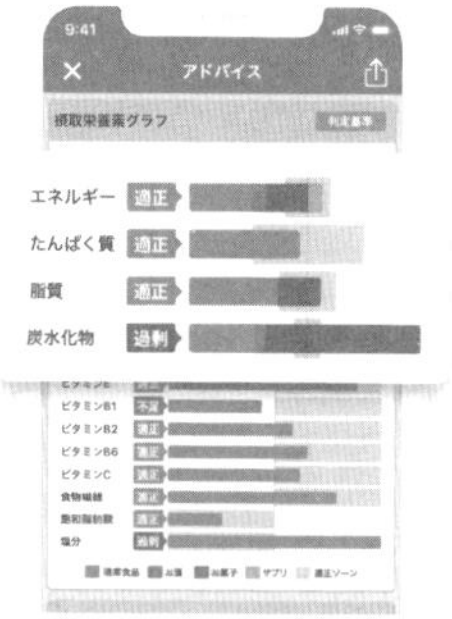

カロリーだけじゃない14種類※の栄養素をグラフ表示

Point

カロリーやたんぱく質・脂質・炭水化物など、ダイエットに欠かせない14種類の栄養素の過不足がひと目でわかります。食事バランスを整え、太りにくい食生活に導きます。

※あすけんダイエット基本コースの場合。食事アドバイスコースによって表示される種類は異なります。

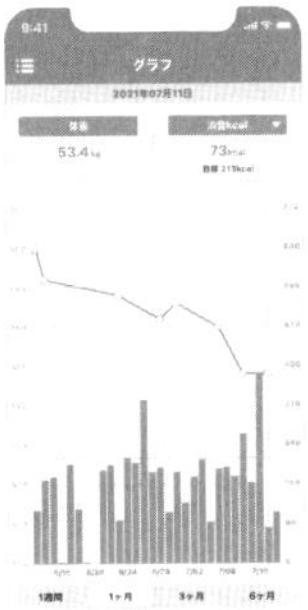

Point 体重記録・お通じ・生理日記録

体重記録はもちろんお通じや生理日も記録ができます。また記録した体重や体脂肪の推移はグラフで表示されるのでダイエットの成果がひと目でわかります。

Point らくらく食事記録

市販食品のバーコードを読み込んだり、キーワード検索をすると、アプリに格納された15万件以上の食事メニューデータがヒットするので、簡単に記録ができます。

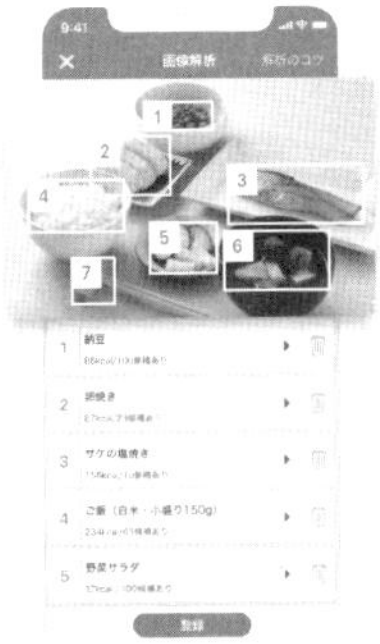

Point 写真からメニューを自動判別

食事写真を登録すれば画像解析をしてメニュー候補を表示します。最先端の技術でレコーディングダイエットをサポートします。

※あすけんプレミアムサービスにてご利用いただける機能です

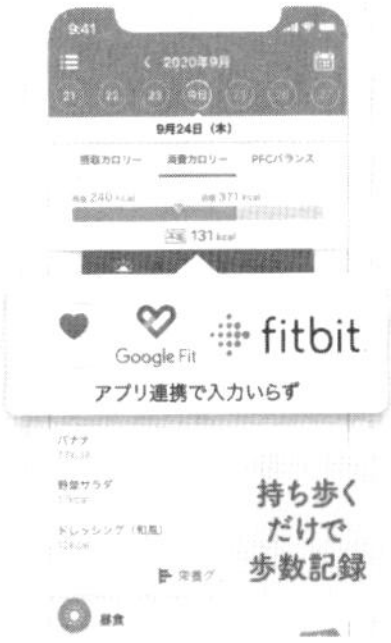

Point 運動記録

ダイエット中に行った運動や日常生活の活動時間や消費カロリーの記録ができます。運動を選択し、時間を入力するだけで消費カロリーを自動計算。グラフで表示されます。

どんどん便利になっています！

**ユーザーの声におこたえして、
便利な機能を随時アップデートしています！**

食事予定入力機能

明日以降の食事メニューを「予定」として入力できる機能です。
食事予定をあらかじめカロリー計算しておくことで、
目標に沿った食生活を送りやすくなります。

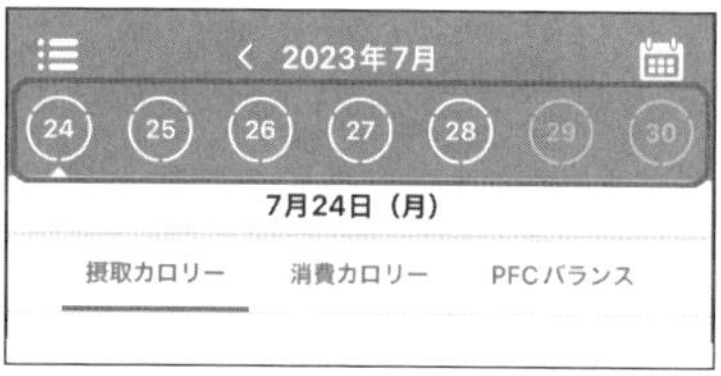

1 ホーム画面で、明日以降の日付を1週間後まで選べるようになっています。

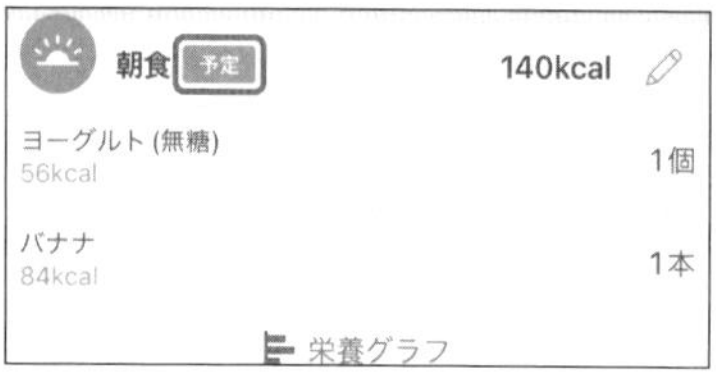

朝食
予定
140kcal
ヨーグルト（無糖）
56kcal
1個
バナナ
84kcal
1本
栄養グラフ

2 明日以降の日付で食事記録をすると予定として登録されます。

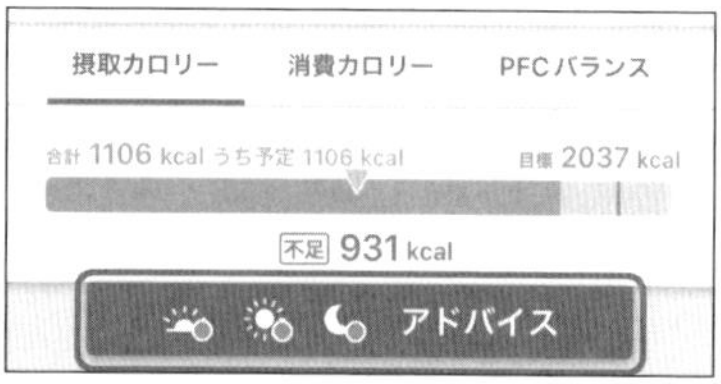

3 予定がどのぐらいのカロリーかを確認することができます。

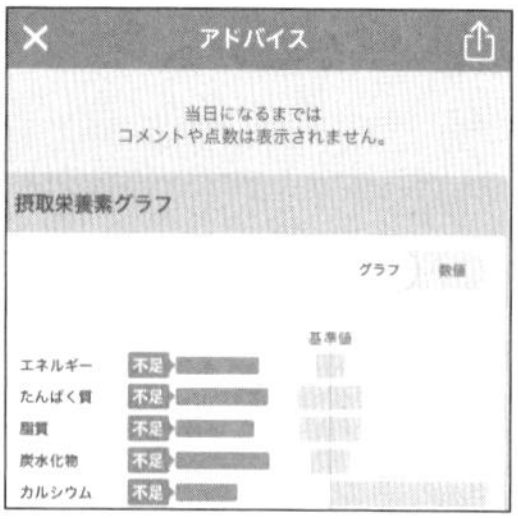

4 予定の食事内容を確定すると、実際に食べたものとして登録されます。食事の予定は、今日以前の日付でのみ確定することができます。

プレミアムサービス 食べたもの栄養素ランキング

あすけんのアドバイス画面にて、
食品ごとの栄養素量を
確認することができる機能です。
特定の栄養素を、どの食品から
どれだけ摂取したかが摂取量の
多い順にランキングで表示されるため、
食事内容の振り返りに役立ちます。

※あすけんプレミアムサービスにて
ご利用いただける機能です

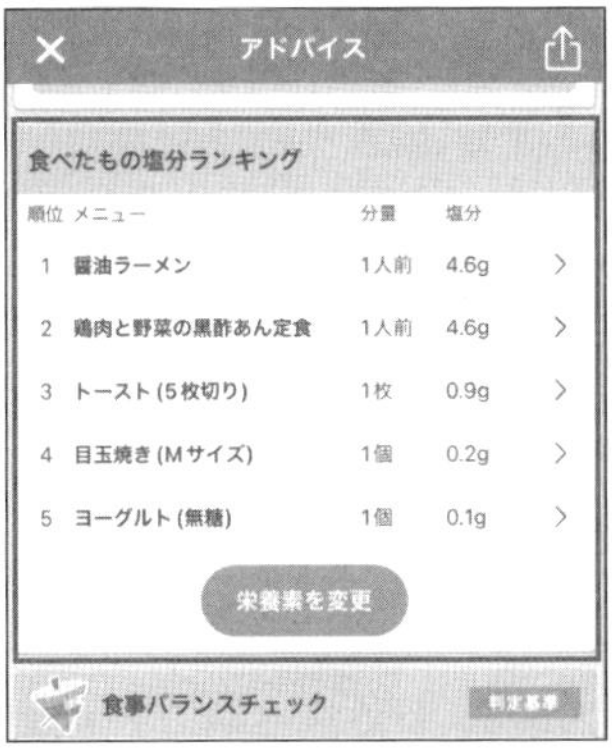

アドバイス
食べたもの塩分ランキング
順位 メニュー 分量 塩分
1 醤油ラーメン 1人前 4.6g
2 鶏肉と野菜の黒酢あん定食 1人前 4.6g
3 トースト(5枚切り) 1枚 0.9g
4 目玉焼き(Mサイズ) 1個 0.2g
5 ヨーグルト(無糖) 1個 0.1g
栄養素を変更
食事バランスチェック
判定基準

STEP 1 アドバイス画面の「食べたもの栄養素ランキング」の枠をチェック。

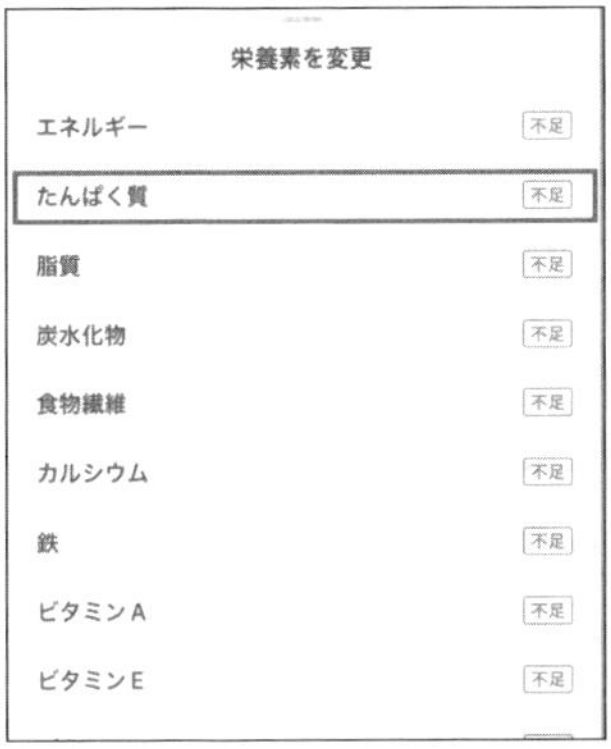

栄養素を変更
エネルギー 不足
たんぱく質 不足
脂質 不足
炭水化物 不足
食物繊維 不足
カルシウム 不足
鉄 不足
ビタミンA 不足
ビタミンE 不足

STEP 2 「栄養素を変更」ボタンをタップすると栄養素一覧が表示されるので、ほかの栄養素ランキングを確認したい場合は、お好きな栄養素を選択。

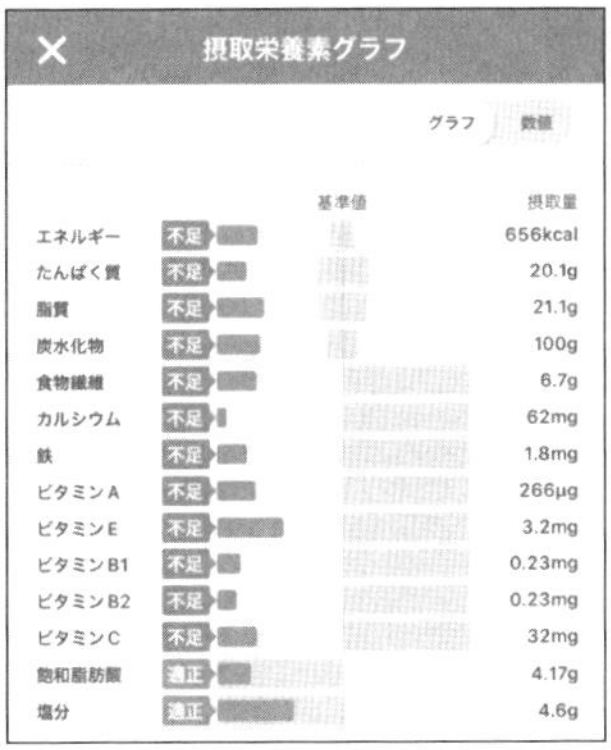

この図は「鶏肉と野菜の黒酢あん定食」単体の栄養素グラフです。

STEP 3 さらにランキング内の食事メニューをタップすると、食事メニューごとの摂取栄養素グラフが確認できます。

おわりに

　今年、私自身も節目となる50歳を迎え、30代、40代のときと比べると、体の変化を身にしみて感じるようになりました。そんな変化の中で、かつての理想的な体型や体重を追求することよりも、内面の幸福感を大切にしながら、この先も健康でいられるように、自分の体と向き合っていきたい、と自然に思うようになりました。

　本書を書く機会を与えてくださった、扶桑社の宮川さんをはじめとしたスタッフの皆さま、巻頭の取材に快く協力してくださったユーザーの皆さまに心から御礼申し上げます。また、本書を手に取ってくださったすべての読者の皆さまにも、深い感謝を申し上げます。

食べることは、心を豊かにし、生活に彩りを与えます。特別な日には心ゆくまで食事を楽しみ、普段はかしこい食事選びを心がける。そうした小さな工夫が積み重なり、これからの充実した人生へとつながっていくと信じています。本書が、皆さまのこれからの食生活を支える一助となれば、私にとってこれ以上の喜びはありません。

2024年2月

管理栄養士　道江美貴子

STAFF

撮影	山田耕司（扶桑社）
料理	高橋ゆい
レシピ考案	あすけん栄養士チーム 金丸利恵　井上祥子 井下弘佳　長島有希 黒田夏未　多田綾子 道江美貴子
企画協力	福井千尋（asken）
ブックデザイン	三浦皇子
イラスト	いなだよしえ
図版制作	松崎芳則 （ミューズグラフィック）
取材・文	石井絵里
校正	皆川 秀
編集	宮川彩子（扶桑社）

道江美貴子

食事管理アプリ『あすけん』管理栄養士

女子栄養大学栄養学部卒業後、大手フードサービス企業に入社。100社以上の企業で健康アドバイザーを務めたのち、2007年、新規事業の立ち上げメンバーとして株式会社askenに参画し、以後『あすけん』の企画・コンテンツ制作・開発管理などに携わる。現在、株式会社asken取締役としてあすけん事業統括責任者を務める。著書に、『あすけん公式 結局、これしか作らない！短いレシピ』（監修・ワニブックス）、『結局、これを食べるが勝ち』（ワニブックス）、『なぜあの人は、夜中にラーメン食べても太らないのか？』（クロスメディア・パブリッシング）など。

あすけん公式

50代からの食べやせ術

発行日　2024年2月5日　初版第1刷発行

著者　道江美貴子

発行者　小池英彦

発行所　株式会社 扶桑社

〒105-8070

東京都港区芝浦1-1-1　浜松町ビルディング

電話　03-6368-8870（編集）

03-6368-8891（郵便室）

www.fusosha.co.jp

印刷・製本　株式会社 加藤文明社

定価はカバーに表示してあります。

造本には十分注意しておりますが、落丁・乱丁（本のページの抜け落ちや順序の間違い）の場合は、小社郵便室宛にお送りください。

送料は小社負担でお取り替えいたします（古書店で購入したものについては、お取り替えできません）。

なお、本書のコピー、スキャン、デジタル化等の無断複製は著作権法上の例外を除き禁じられています。

本書を代行業者等の第三者に依頼してスキャンやデジタル化することは、たとえ個人や家庭内での利用でも著作権法違反です。

©asken Inc. 2024

Printed in Japan

ISBN978-4-594-09655-7